森 昭

歯はみがいてはいけない

JN167569

講談社＋α新書
プラスアルファ

はじめに

現在、日本では100万人以上が寝たきりになり、スウェーデンでは寝たきりの人はほとんどいません。

日本人は80歳で残っている歯が10本以下なのに対し、スウェーデン人は80歳で歯が21本以上残っています。

医療や食事、生活習慣の問題が論議されていますが、歯科医師である私にいわせれば、この原因は明らかです。そう、**日本人の大量の寝たきりを生み出している原因は「歯」**です。

実は、「日本式の一日3回の歯みがき」が、歯や歯ぐき（歯肉）にダメージを与え続け、歯周病を引き起こし、歯の喪失はもとより、口臭や全身病の原因になっています。食後すぐに歯みがきをし、歯磨《しま》剤（歯みがき剤）を大量に使い、かつデンタルフロス（歯の間を清掃する細い糸）を使用しないという、日本人だけの〝間違った歯みがき習慣〟が、あなたの自己免疫力を奪っています。

まさか！　そんなはずがない、と思ったかもしれません。

そう思いたくなる気持ちもわかりますが、まずはこのまま読み進めてみてください。

「やっぱり、みがき方が足りないのですかねえ」

歯科医院に定期健診で来られる患者さんに虫歯を指摘すると、よくこんな声が返ってきます。

多くの患者さんは、虫歯ができると、反射的に自分の「歯みがき不足」が原因ではないかと考えます。でも、実はこれ、世界的に見たらかなりおかしな話なのです。

ここで、簡単なテストをしましょう。左の5項目に該当する方は、チェック欄に✔印をつけてみてください。

□毎食後10分以内に歯みがきをしている
□いま使っている歯ブラシは、いつから使っているかわからない。毛先が乱れて、歯ぐきが痛くなったら交換している
□デンタルフロスや歯間ブラシは使っていない
□市販の歯みがき剤をたっぷりつけている
□歯科医院には虫歯になってから治療に行く

一つでも✔印がついた方、残念ながら、あなたがこれまで正しいと信じていた歯みがき習慣は間違っています。このままでは、あなたは50代で歯がなくなりだし、60代では部分入れ歯、70代で総入れ歯という未来が待っています。

私は、歯科臨床医として約30年、延べ60万人のお口を診《み》てきました。その経験から、多くの患者さんが歯みがきに関して勘違いされていることを知りました。

・「食べたらすぐみがく」というのは日本だけの習慣です。ほかの先進国では、むしろ「すぐみがいてはダメだ」と言われています。
・歯ブラシは1ヵ月以上同じものを使っていたら、バイ菌でみがいているも同然です。
・歯ブラシよりもデンタルフロスのほうが何倍も大事です。
・市販の歯みがき剤は、ほとんど意味がありません。むしろ、つけすぎると害になります。
・歯医者で虫歯が治ることなどありえません。たとえるなら、雨漏りにトタンをはっているようなもの。ほかの先進国で歯科医院の仕事とは、虫歯を治すよりも、なぜそのような口の状態になったかを考えて、再び同じ状態にならないようにすることです。

・世界的には、小さな虫歯は治さずに、生活習慣を改善することで様子を見るという流れになっています。

「親からも、学校の先生からも、そして歯医者さんからも、『食べたらすぐみがきなさい』と言われてきました。それが間違っていたということなのですか？」

わかります。あなたがそう疑問に思うのも無理はありません。

〝食べたらすぐみがこう運動〟の目的は、日本人に歯みがき習慣を定着させることでした。運動が始まったのは50年以上も前で、当時は唾液《だえき》の効果や、虫歯の本当の原因がわかっていませんでした。そのため、学校の先生も歯科医師も、食後すぐに歯をみがくことが正解だと信じて疑わなかったのです。

たしかに、この運動のおかげで、日本人に歯みがき習慣が定着しました。ところがその後、唾液の効能への理解が進み、食べてすぐ歯みがきするのは、せっかくの大切な唾液を無駄にする行為だということがわかってきました。にもかかわらず、日本人だけはそれまで同様、食べたらすぐ歯みがきをする習慣を続けてきたのです。

食事直後の唾液は、いったいどんな働きをしてくれているのでしょうか。糖質を含む飲食をしたあと、口の中は酸性に傾き、歯の表面のカルシウムやリンが唾液中に溶け出します。このとき、実は歯は少し軟らかくなります。それが、唾液の力を借りて、30～60分かけて元の硬さに戻っていたのです（専門的には、これを「再石灰化」といいます）。

石のように見える歯ですが、飲食後の歯の表面は非常に傷つきやすく、軟らかい状態。そこで歯みがきをすると、歯ブラシで歯が機械的に傷つけられ、研磨《けんま》剤や発泡剤の入った磨き粉でさらにダメージを与えられます。加えて、食後のいちばん力の強いときの唾液を〝ぐちゅぐちゅぺー〟して口の外に吐き出してしまい、その効能をみすみす手放してしまうことにもなります。

まったく理にかなっていません。

諸外国では、この「唾液の力」を知ったことで、いまでは飲食後により積極的に唾液を出すために〝ガム〟を噛《か》む習慣になっているくらいです。にもかかわらず日本人だけが、唾液の効力を無視した歯みがき法を続け、「虫歯＝歯みがき不足」神話を、絶対間違いのないものとして信じ込んできたのです。

「歯をみがかないほうがいいだなんて、歯に挟《はさ》まったネギとか、歯の表面についている青のりとか、そのままにしていていいってことですか？」

いまだに多くの人が、このように〝食べかすをとる〟ことが歯みがきの目的だと思っています（本書ではこれを「食べかすとり歯みがき」と呼びます）。しかし、歯みがきの**本来の目的は〝食べかすをとる〟ことではなく〝歯垢《しこう》をとる〟こと**です。英語ではこれを、〝plaque control（プラークコントロール）〟といいます。この言葉を聞いたことのある人は多いはずです。

それゆえ、歯みがきではなく、食後に歯に挟まったネギをデンタルフロスを使ってとることには大いに意味があります。それは、歯と歯の間に「唾液の通り道」をつくり、先ほど紹介した唾液の効果をしっかり得ることができるからです。

サラリーマンやサービス業の方は、食事のあと、食べかすをとることは「エチケット」として行ったほうがよいと思います。しかし、歯ブラシで強くみがくこと、ましてや市販の研磨剤をべっとりつけることには断固として反対します。

歯磨剤（歯みがき剤）をつけないでみがくことに慣れていない人は、こんなふうに思うかもしれません。

「歯みがき粉もなにもつけないで歯をみがくって、なにかもの足りないというか、スッキリ感がない気がするのですが……」と。

そう、それこそが〝歯磨剤企業の戦略〟です。本来、歯磨剤はよほどのことがない限り、なくてもなんら問題はありません。天然の歯磨剤である〝唾液〟があるからです。

ところが歯磨剤企業は、毎食後の歯みがき習慣に「スッキリ」という付加価値をつけて、日本人の歯みがき習慣をつくりあげました。一日3回食べたら、3分以内に、3分以上歯みがきをするという「3・3・3運動」も、もともとは歯磨剤企業の商業キャンペーンでした。

歯磨剤はデンタルフロスにはつけません。歯磨剤を売ろうと思ったら、よくある3列歯ブラシで歯みがきをする習慣をつけることがいちばんです。そこには社会的正義があり、国民の健康がある。行政、歯科医師会を巻き込んで日本全国のキャンペーンに育て上げました。そのうえで、「スッキリ」という付加価値をつけた。まさに天才的な戦略でした。

最も天才的なところは、歯科医師まで「歯みがき神話」で洗脳してしまったところです。そのため、いまだに多くの歯科医院で、当たり前のように食べたらすぐみがくことを指導しています。

子供のころから、学校の先生にも、お母さんにも、そして歯医者さんにも、「食べたらすぐみがこうね」「食べてすぐみがく子はよい子」と言われ、歯みがき後はスッキリ爽快感を味わう。こうした経験を重ねることで、当たり前のように食後すぐの歯みがきが習慣化されました。これが、日本式歯みがき習慣の正体です。

さて、話は冒頭の質問に戻ります。

「やっぱり、みがき方が足りないのですかねえ」という患者さんの質問に対する正しい答えは、**みがき方が足りないのではなく、みがくもの、みがくところ、みがく道具、みがく時間が間違っている**、です。

みがくもの——食べかすではなく、歯垢（歯垢とは細菌のかたまりです）
みがくところ——歯と歯の間が最重要
みがく道具——デンタルフロスをメインに、歯間ブラシも併用
みがく時間——就寝前と起床直後

大切なことは、**歯みがきは、虫歯予防のためだけにするのではない**ということです。

アメリカには“FLOSS OR DIE”という言葉があります。
「デンタルフロスしますか、それとも死を選択しますか？」という意味です。

日本にもかつて、「覚せい剤やめますか？　それとも人間やめますか？」というインパクトの強いキャッチコピーがありました。アメリカではそれと同じように、デンタルフロスをしないと、死につながる全身病になりますよ、と警告しています。

これは決して大げさなコピーではありません。口の中は、感染源となる細菌（口腔《こうくう》内細菌）の温床です。そして口の中の細菌が、糖尿病、高血圧、心筋梗塞《こうそく》、脳梗塞、がん、肺炎といった病気に関係していることがわかってきています。残存歯が少ないと認知症のリスクも高まります。ＩＣＵ（集中治療室）では、口腔が清潔ではない人は、清潔である人に比べて3倍高い割合で感染症を起こします。口腔が清潔でなかったら、手術が成功しても、口の細菌から感染して残念な結果になることも少なくないのです。

この細菌のかたまりこそ「歯垢」です。デンタルフロスを使って、歯と歯の間を清潔に保つことは、健康を守り、全身病のリスクを避けるためにも重要なことなのです。

ここであなたに質問します。

「あなたの歯はいま、何本あるかご存じですか？」

多くの人は、自分の歯が何本あるかさえ知りません。毎食後、鏡の前に立ち、歯みがきしているとしたなら、年に１０００回以上は鏡を見て口の中を見ているはずなのに、自分の歯が何本あるか知らないのです。

習慣とは恐ろしいものです。鏡で自分の歯も確認せずに、歯磨剤で泡だらけになっている状態を歯みがきだと信じてきました。

ご自分の歯が何本あるかわかった方も、わからなかった方も、これを機会にどうか歯に関心を持ってください。虫歯の有無だけでなく、どうか自分の健康に関心を持ってください。

関心が高まると知識を収集しようとします。知識が集まれば選択肢が増えます。医者依存ではなく、自分の意思で選んで医療を受けることができるようになります。


「健康寿命」というキーワードを耳にしたことがあると思います。これは、実際に亡くなる年齢を表す「平均寿命」に対し、「健康上の問題で日常生活が制限されずに何歳まで元気に暮らしているか」を見る指標です。２０１３年のデータで、男性で９・０２年、女性で12・４年、寿命との差があります。これはつまり、亡くなる前に男性で約９年、女性で約12年、病気を抱えたり、寝たきりになったりして過ごすことを示しています。

会社や家族のためにがむしゃらに働いて、自分の健康は二の次で医者に依存する。その結果、晩年の10年ほどは健康問題を抱え、薬漬けとなり、病床で「こんなはずじゃなかった」と後悔する。これもまた日本の現状です。

〝健康〟を意識せずに暮らしていたら、知らず知らずのうちに、〝寝たきりコンベアー〟に乗せられているも同然です。

情報が氾濫《はんらん》し、なにを信じたらいいのかさえわからなくなっているのがいまの日本です。商売が見え隠れする話でさえ、ニュースや新情報としてメディアに取り上げられます。

〝寝たきりコンベアー〟から降りるには、自分の体が持つ力を信じることです。本来、あなたの体の中には、人類誕生からおよそ６００万年かけて蓄積された「健康にむかうための自動補正機能」が備わっています。

それは、口の中でいえば、**〝唾液の力〟**にほかなりません。

食後の唾液が、軟らかくなった歯を元通り硬くしてくれる話はしました。

唾液はまた、食べかすを押し流し、感染症を引き起こす細菌のかたまり＝歯垢の増殖を抑える働きをします。それにより、全身の健康が蝕《むしば》まれたり、寝たきりになったりするリスクを低減させることができます。

全身の病気がすべて口の中の状態で改善するとは言いきれませんし、私は歯科医なので、全身の病気に関して判断できる立場ではありませんが、口の中の状態がよくなると、血圧や血糖値が正常値に近づくことは、歯科臨床の世界では当たり前のように経験していることです。

あなたの前にはいま、2つのコースが用意されています。現状のまま、健康軽視、医者依存を続け、〝寝たきりコンベアー〟に乗る「寝たきりコース」。もう一つは、80歳になっても自分の歯をしっかり維持し、健康体で、社会貢献《こうけん》をしている自身の姿を思い描き、間違った習慣を変えていく「健康創造コース」。

口腔感染症が原因のさまざまな全身病は、正しいお口のケアを実践することでそのリスクを大幅に減らすことができます。事実、スウェーデンは予防歯科を徹底した結果、80歳を超えても21本以上自分の歯が残り、寝たきりの人がほとんどいないという健康創造大国になりました。

いま健康な人は、将来自分が病気になることなど想像もできないかもしれません。しかし、晩年の「寝たきり」という結果は、40代からの積み上げ式のコンベアーなのです。長期的視野でとらえないと、取り返しのつかないことになります。

本書には、「世界標準の予防歯科」の観点から、あなたの健康創造に役立つ情報を盛り込みました。「食後すぐの歯みがき」のように、日本の歯科医療が「ガラパゴス化」して、いつの間にか独自に習慣化してしまった〝間違い〟を正し、また、医療の進歩によりわかってきた健康に有益な情報を交えて、具体的に紹介していきます。読んで雑学知識を増やすためのものではなく、具体的に実践してもらうための本です。

多くの方に、もっとしっかりと「自分の健康は自分で守る」という意識を持っていただきたい。自分の体の持っている力を信じていただきたいと思います。病床についてから後悔するようなことはして欲しくないのです。

〝馬を水辺に連れていくことはできるが、水を飲ませることはできない〟ということわざがあります。少し勇気が要《い》りましたが、「本音」で情報提供させていただきました。実践するかどうかはあなた次第です。

２０１６年７月

森《もり》昭《あきら》

◉目次

第2章　「歯みがき」の間違いが全身病をつくる

第3章　ある歯科医の告白

第4章　寝たきりにならないための歯科医からの大胆な提案

第1章　健康長寿は「口内フローラ」で決まる

口の中は「口腔内細菌」の大洪水

「口の中の清掃状態が悪いと、必ず全身病を引き起こします――」

こう聞くと、少し大げさに聞こえるかもしれません。しかし、決して大げさではないのです。私が院長を務める竹屋町森歯科クリニックでは、初診の患者さんのお口の中の歯垢《しこう》を採取し、位相差顕微鏡でその中に含まれる菌（口腔《こうくう》内細菌）の状態を観察してもらうようにしています。

口の中の清掃状態の悪い人の像は、赤血球、白血球、ドロドロ動く「歯肉アメーバー」、俊敏に泳ぎ回る「スピロヘーター」、小さなネズミの形をしてなにかを食べている「トリコモナス」などなど……。まるで、大洪水で氾濫《はんらん》した河川のような状態になっています。

興味のある方は、近くの歯科医院で位相差顕微鏡検査をしてもらうか、インターネットで「デンタルプラーク（歯垢）位相差顕微鏡動画」と検索してみてください。ほかの人の歯垢の状態ですが、いろいろアップされています。細菌がうようよ泳いでいる様に、きっと驚いてしまうはずです。

口の中には約100億もの細菌がいるといいます。肛門にいる菌の数より多く、清掃状態の悪い人になると1兆を超える、というデータもあります。種類は約700種もあり、その正体がわからないものも多数存在します。

そうしたものすごい数の細菌が、口の中の毛細血管を通じて全身に回ります。

血管内に侵入した細菌は、あちこちで炎症を引き起こします。血管を修復しようとやってきたＬＤＬコレステロールが、活性酸素によって酸化し、悪玉コレステロールに変化します。すると、その悪玉コレステロールを除去しようとして、「マクロファージ」という細菌を消化する能力を持つ細胞が集まってきます。そうして集まって凝縮したマクロファージが死んで堆積すると、「血栓」（血が血管の中で凝固したもの）がつくられます。その結果、多くの病気の原因となる動脈硬化をもたらします。

特に歯周病の人は、そうでない人の3倍も脳梗塞《こうそく》や心筋梗塞になる確率が上がってしまうといわれています。

米国の歯周病学会の元会長であるカリフォルニア大学ロサンゼルス校のマイケル・ニューマン教授は、「歯周病の人は健康な歯ぐきの人に比べて、心筋梗塞を起こす確率が3倍高い」と発表しました（２００７年、米国歯周病学会）。また、鶴見大学歯学部探索歯学講座の花田《はなだ》信弘《のぶひろ》教授は、「体の中で唯一、日常的に細菌が体内に入り込む場所、それは口の中です。口内にある無数の細菌がバランスよく保たれた環境、すなわち『口内フローラ』（著者注、口腔内細菌叢《さいきんそう》）の維持が何よりも健康維持の近道なのです」と指摘されています（『週刊現代』２０１６年3月12日号〈「口内フローラ」でピンピン生きる〉）。

毎日、患者さんの位相差顕微鏡データを見ることができる環境にいる私は、大量の細菌が血管や人体にダメージを与えているということが、机上の仮説ではなく、実感としてイメージできます。

不潔な口腔は命の危険

先日、50歳で脳梗塞を起こしたAさんが来院されました。私と同年代です。50歳という年齢を考えてみてください。きっと40代は、家庭のためにがむしゃらに働いたことでしょう。子供に十分な教育を受けさせるために、喜んで残業もしたでしょう。家族のために体に鞭《むち》打って仕事をし、自分の健康は後回しにする。自己犠牲の精神が美徳とされる日本人にはよくあることです。

Aさんの口の中を拝見すると、ものすごい量の歯石《しせき》がついていました。歯石は、歯垢が石灰化して固くなったものです。それだけ長期間にわたり、ケアがなされていなかった、ということを示しています。

もし、歯科医院で定期的に歯石をとっていたら、先に紹介した歯周病学会の推計値通りならば、Aさんが脳梗塞になる確率は3分の1になっていたのかもしれません。

現在Aさんは、奥さんに付き添われ、車いすに乗って通院されています。口から食事をとることができず、「胃瘻《いろう》」というカテーテルを使って直接胃に送り込む方法で栄養を摂取していま す。突然の脳梗塞発症という事態に、本人はもとより、ご家族の生活も一変したはずです。

突然発症したように見えたAさんの脳梗塞ですが、口の清掃状態が悪いまま放置していたことの積み重ねがその引き金になった可能性は否定できません。もちろん、口の清掃状態がすべてとは思いませんが、**〝口の清掃状態が悪いと、必ず全身病を引き起こす〟**。このことを、毎日、位相差顕微鏡により患者さんのプラークを見ることができる立場にある私たち歯科医師が、より強く情報提供していかなければならないと思わずにはいられませんでした。

もし、あなたが間違った「歯みがき」を続けているとしたら、それは、あなたの血管の梗塞疾《しっ》患《かん》のリスクを高めていることにほかなりません。

イメージしてください。あなたの口の中には、口腔内細菌が億単位で存在しています。それが毎日、炎症を起こした歯ぐき（歯肉）の毛細血管から体内に入り込み、血液とともにものすごい勢いで全身をめぐっていきます。その一部は、血管の壁に炎症を起こし、集まってきたコレステロールを悪玉に変えて「血管プラーク」（汚れのかたまり）をつくります。それは、暑い夏の日のキッチンの排水溝がネバネバになっている様に似ています。そのネバネバの部分が毎日積み上げられていくのです。

ある程度積み上げられたら、かたまりとなってはがれます。それが運悪く、細くなった血管の部分に詰まってしまったら、血管の梗塞になります。

突然発症するイメージの梗塞ですが、実は毎日の積み重ねなのです。それが口腔内細菌由来の梗塞だとしたら、**歯みがきは顔を洗ったり、髭《ひげ》を剃《そ》ったりするのと同じエチケットの習慣ではなく、命を守る習慣**だということがおわかりいただけると思います。

糖尿病を歯科で予防する時代

梗塞だけではありません。実は、糖尿病と歯周病はとても深い関係があり、近年、歯周病を治療することで糖尿病もよくなるという報告がたくさん上がってきています。

糖尿病が、血糖値を下げる「インスリン」というホルモンの分泌が低下するなどして、血中の血糖値が一定値を超えて高いままになってしまう病気であることはみなさんご存じだと思います。そのまま放置していると、動脈硬化、梗塞、失明、腎臓病、神経疾患、認知症など「慢性合併症」を引き起こすリスクが高まります。

これまでは、そうした慢性合併症の一つに歯周病があると考えられてきました。

たとえば、昭和の時代からすでに、「糖尿病の人は歯周病になりやすく、治りにくい」ということが歯科医師の間でもいわれていました。ただ、どちらかというと「あの患者さんは、糖尿病だから歯周病の治りが悪いね」とか、歯周病の治りがよくないので調べてもらったら糖尿病だったなどというふうに、「糖尿病は歯周病の危険因子《いんし》」という位置づけだったのです。

ところが最近になって、歯周病治療を積極的に行うと糖尿病が改善し、糖尿病を治療すると歯周病が改善することがわかってきました。

そして、歯周病を持つ人は糖尿病になりやすくなることもわかりました。

こういう仕組みです。

歯周病を患《わずら》い、常に歯ぐきに炎症があるとします。すると、炎症のある組織から産生される物質（炎症性サイトカイン）が歯ぐきの毛細血管から血液中に入り込み、血糖値を下げるホルモンであるインスリンの働きを阻害します。その結果、糖尿病になるのです。事実、歯周病の患者さんは、健康な人に比べて2倍以上も糖尿病にかかりやすくなるといわれています。

愛媛県松山市で糖尿病内科を開業されている西田《にしだ》亙《わたる》先生の患者さんの症例を紹介します。

42歳男性。34歳から慢性関節リウマチと糖尿病治療のため通院。ＨｂＡ１ｃ（著者注、グリコヘモグロビン：過去1～2ヵ月の血糖値がわかる値。糖尿病の診断に用いられる）は7パーセント前後で安定していたが、39歳時にＨｂＡ１ｃが11・4パーセントまで急激に悪化したため、糖尿病内科外来でインスリン治療を導入。その後、ＨｂＡ１ｃは６・２パーセントまで改善したが、次第に増悪しＨｂＡ１ｃ10パーセント台が持続するため、糖尿病内科に入院。入院後の問診で「毎朝歯ぐきからの出血で枕が赤く染まる」ことが明らかになる。ただちに重度の慢性歯周炎と診断され、２回に分けて歯周病治療が行われた。入院当初は血糖値２００〜３００mg／dlで推移していた結果が、歯周病治療後にはインスリンの必要量も低下して、退院２日前にはインスリンは不要になり内服薬のみとなる。

西田先生いわく、「１ヵ月でＨｂＡ１ｃが３パーセント近く改善した背景に、食事療法と運動療法があることは間違いありませんが、そのきっかけとなったのは歯周病治療です」とのことでした。

糖尿病は、血管がボロボロになる病気です。ボロボロになった歯ぐきの血管が炎症を起こし、歯周病を引き起こします。もしくは、歯周病菌（複数種あるといわれています）が毛細血管から侵入して全身の血管をボロボロにします。歯周病を改善することで、全身の血管がボロボロになることの改善にもつながるという事実は、糖尿病患者さんにとっては朗報でしょう。

最近では、糖尿病の専門医の中で、積極的に歯周病を治療することを推奨《すいしょう》される先生も増えてきました。

余談ですが、西田先生は、歯科関係者向けの講演で「生まれ変わったら歯科衛生士になりたい」とおっしゃっています。西田先生は、「糖尿病は病気の発症があって初めて医師が登場する。その前の予防段階、いわゆる〝未病《みびょう》〟の段階で、歯科衛生士が口腔ケアを通して糖尿病を予防できる、恵まれたやりがいのある仕事だ」と力説されています。

口腔ケアが、感染症対策や全身病とこれだけ密接な関係にあるにもかかわらず、その重要性が国民に十分伝えられていないもどかしさを、「生まれ変わったら歯科衛生士になりたい」という言葉で表現されているのだと思います。私の歯科医院にも、看護師から歯科衛生士に転身したスタッフがいます。同じように、口腔ケアの大切さを感じてのことでした。

いま見た患者さんの例は糖尿病でしたが、お口の中の歯周病菌が血管に入り込み、血管プラークをつくり、心臓に影響すれば心筋梗塞になります。脳に影響すると脳梗塞になり、目に影響すると失明になり、足に影響すると足が壊疽《えそ》を起こしてしまいます。

ここからわかるように、口腔ケアは歯をきれいにするだけではありません。病気のリスクを低減し、全身の健康を守ることにつながっているのです。

プラークの全身感染で寝たきりに

毎日なにげなくしている歯みがきが生命に大きくかかわっています。だからこそ、〝**食べかす**

とり〃をしている場合ではなく、しっかりと〝プラークコントロール〃を意識しないといけないのです。

ところが、ほとんどの方は、食べかすや虫歯のことは気にしても、「歯垢（プラーク）を除去すること」を意識した正しいケアをしているとは思えません。清涼剤入りの歯みがき剤をたくさんつけて、習慣に従って歯の表面にゴリゴリこすりつけ、口の中がスッキリしたら「歯みがきができた」と信じ込んでいます。

それがまったく意味のないこととはいいません。食べかすをとって、プラークの餌《えさ》になる糖類を口の中から減らしたり、歯面に唾液《だえき》が到達しやすくなったりするという点で「意味」はあります。でも、効果的ではありません。〝労力対効果〃が限りなく低いのです。

しかも、食後すぐに「食べかすとり歯みがき」をすることには、大きく2つのデメリットがあります。

①デメリットその1：歯が削れてしまう

1つ目は、〝歯が削《けず》れてしまう〃ことです。

「はじめに」でも書いたように、歯は糖質を含む飲食をしたあと、リンやカルシウムが唾液に溶け出します。つまり、軟らかくなります。そのときに歯ブラシの毛先が当たると、歯が削れて知覚過敏になります。

知覚過敏にならずに進行して、歯の根元が楔状《くさび》にえぐれてしまうこともあります（病名：楔状欠損）。

多くの方は、歯みがきのときにしみるような痛みを感じると、「虫歯かもしれない」「歯みがきが足りないのかもしれない」と考えて、食後にさらにしっかりと「食べかすとり歯みがき」をし始め、歯はますます削られていきます。研磨《けんま》剤入りの歯磨《しま》剤（歯みがき剤）を使えば、いっそう歯の削られる量が増えます。まじめな方ほど、こういう悪循環にハマります。

このようにして、30歳以上の日本人のほとんどが、知覚過敏や楔状欠損を経験しています。

②デメリットその２：唾液の恩恵を受けられなくなる

２つ目は〝唾液の恩恵《おんけい》を受けられない〟ことです。

食後には、唾液がフルパワーで軟らかくなった歯の表面を修復します。そのフルパワーのときに、歯磨剤といっしょに唾液が口の外に出されてしまいます。それはまるで、氾濫《はんらん》して汚れた川の流れを清流の水で浄化しようとしているのに、そのきれいな水を石鹸《せっけん》まみれにして捨て去るかのごとき行為といえます。

ここからわかるように、食後すぐに、歯ブラシと歯磨剤を使って歯みがきをするということは、まったく理に かなっていません。それなのに、日本人だけが一生懸命、よかれと思って食後に歯をみがいているのです。

歯を守ってくれるのは唾液
歯周病も、虫歯も、原因は歯垢（プラーク）
寝たきりの多くはプラーク感染症

この事実をしっかりと理解してください。

脂肪肝、アルツハイマー、歯周病

歯垢（プラーク）を放置することの怖さはほかにもあります。その結果、歯周病になって、最終的には肝臓が脂肪肝《しぼうかん》になってしまったり、アルツハイマー病を発症したりすることもあるのです。

脂肪肝は、肝硬変《かんこうへん》や肝臓がんの原因になりますし、アルツハイマー病になるというのは「認知症」になるということです。歯みがきのやり方を間違っていると、こんな重篤《じゅうとく》な状態になってしまうと聞いて、驚く人は多いと思います。

まず、歯周病と脂肪肝の関係です。

脂肪肝というと、食べすぎ、飲みすぎ、運動不足などの結果としてなるもの、いわゆる「メタボリックシンドローム」の代表のように思われていますが、ここにも大きく歯周病菌が関係しています。

飲みすぎで帰宅し、なにもせずにそのまま寝てしまう行為は、歯科医の私にいわせれば〝自殺行為〟です。睡眠時は、口の中の菌が爆発的に増える時間帯です。にもかかわらず、歯みがきもせずに大いびきで口呼吸をしていれば、それはもう、恐ろしいくらいの数の菌が繁殖していると考えて間違いありません。

ここで怖いのが糖尿病の人。糖尿病が進行すると、膵臓《すいぞう》が頑張ってインスリンを分泌してもその効果が出にくくなり、血糖値が下がらなくなることがあります。これを「インスリン抵抗性」といいます。この状態になると、膵臓は疲労困憊《こんぱい》してしまいます。

そして、インスリンが大量に分泌されることで、糖質は肝臓で中性脂肪となります。それが蓄積して、脂肪肝となって肝機能を落としてしまうことにつながります。実は、歯周病と糖尿病と脂肪肝はセットなのです。どれか一つでも引き起こすと、3つがセットとなって襲ってくるリスクが急激に高くなるわけです。

２０１２年に大阪大学や横浜市立大学などの共同研究チームが、ＮＡＳＨ（非アルコール性脂肪肝炎）の患者は、歯周病にかかっている割合が健康な人の約４倍も高いことを突き止め、歯周病を治療することで肝機能が大幅に改善すると発表しています（２０１２年２月23日付日本経済新聞）。

糖尿病の治療のために歯周病を治療する
肝臓病の治療のために歯周病を治療する

今後、きっとこういうことが当たり前になってくるでしょう。
その前に、健康ないまのうちから、なおのこときちんとしたプラークコントロールを習慣にしなければなりません。とりわけ、毎日アルコールを飲みたいという人には必須です。

次は、アルツハイマー病と歯周病菌の関係です。
たとえば名古屋市立大学のマウスを使った実験で、歯周病菌を感染させたマウスのアルツハイマー病の進行が、そうでないグループに比べて明らかに速かった、との結果が出ています。また、マウスの実験だけでなく、認知症で亡くなった人の脳を調べたところ歯周病菌が見つかり、認知症でない病気で亡くなった人の脳には歯周病菌が見つからなかったという結果が『ジャーナル・オブ・アルツハイマーズ・ディジーズ（Journal of Alzheimer's Disease）』という信頼のおける論文誌で発表されました。

つまり、歯周病菌が脳にも影響するのです。

ほかにも、残っている歯の本数と認知能力は比例する、という研究結果はたくさんあります。実際、認知症の患者さんは残存している歯が少ない傾向にあるのは臨床の現場で日々感じていることです。

歯周病菌自体がアルツハイマー病を悪化させ、歯周病になって歯が抜けることで認知症を発症するリスクがさらに高まるのです。二重の意味で、歯周病は認知症のリスク要因ということになります。

出っ歯で寝たきりリスクUP

人の歯は、食べるためだけにあるのではありません。もう一つ大きな意味があります。それは体のバランスをとることです。

人が生まれてから死ぬまでの過程を想像してみてください。特に歩行です。赤ちゃんが生まれたとき、歯はありません。歩き方はハイハイで四足《しそく》歩行です。生後10ヵ月くらいになると上と下の前歯が生えます。このころになると、そろそろつかまり立ちができるようになります。これは三足歩行です。そうして奥の歯が生えるころになると、二足歩行ができるようになります。

歳を重ね、老いて奥歯がなくなってくると、杖《つえ》をつくようになります。これはつかまり立ちと同じ三足歩行の状態です。やがて歯がなくなると、四足歩行の寝たきりになります。

人間はこのようにして、四足歩行に始まり、やがて四足歩行に返っていくということを、国立モンゴル医科大学歯学部客員教授である岡崎好秀《おかざきよしひで》先生から教えていただきました。これを知ったとき、なるほど、と深く納得したことを覚えています。

いま紹介した話は、先生のコラム「ドクター岡崎のおもしろ歯学」（http://www.teeth.co.jp/shigaku/）にも掲載されています。歯にまつわるおもしろい話がたくさんありますので、興味のある方はこちらもぜひご参照ください。

さて、高齢の方が入院したら、急に体が弱って歩けなくなってしまったという話はよく聞きます。これは、ベッドに寝たきりになることで筋力低下を起こすということのほかに、「入れ歯」を外してしまい、体のバランスがとれなくなることがその要因としてあげられます。退院の日に病院の玄関で転《ころ》んで骨折して、また入院したという悲しい話もよく聞きます。反対に、寝たきりになっていた人に入れ歯を入れると、自分で立って歩けるようになることも臨床ではよく経験します。

歯は体のバランスをとっています。虫歯がある、嚙《か》み合わせが悪い、歯周病で歯がぐらぐらしている……こういう状態だと、バランスがとれません。肩こりや腰痛、膝痛の原因や寝たきりにつながる転倒を起こすこともあります。

体のバランスをとるために、歯ともう一つ重要なところがあります。それは〝足〟です。重心が足のかかと付近にかかる「後方重心（かかと重心）」になると、体は前傾し、猫背になります。猫背になると、下顎《したあご》が後ろに下がります。顎は体の中でいちばん上にある関節なので、そこでバランスを調整しようとするのです。

顎が後ろに下がると次第に出っ歯になっていきます。事実、猫背の人の多くが、そうでない人に比べて出っ歯になっています。

臨床の現場では、歯の嚙み合わせを調整してもすぐに元に戻ってしまう患者さんには、姿勢の調整をします。具体的には、立ち方や座り方、歩き方、靴や靴下の履《は》き方などを指導しますし、さらに重度の場合は、体の専門家と連携して治療していきます。

ほかに出っ歯になる原因として、歯周病もありえます。歯周病になることで嚙み合わせが悪くなって出っ歯になってしまうのです。この場合は、歯周病の治療が必要です。

かかと重心

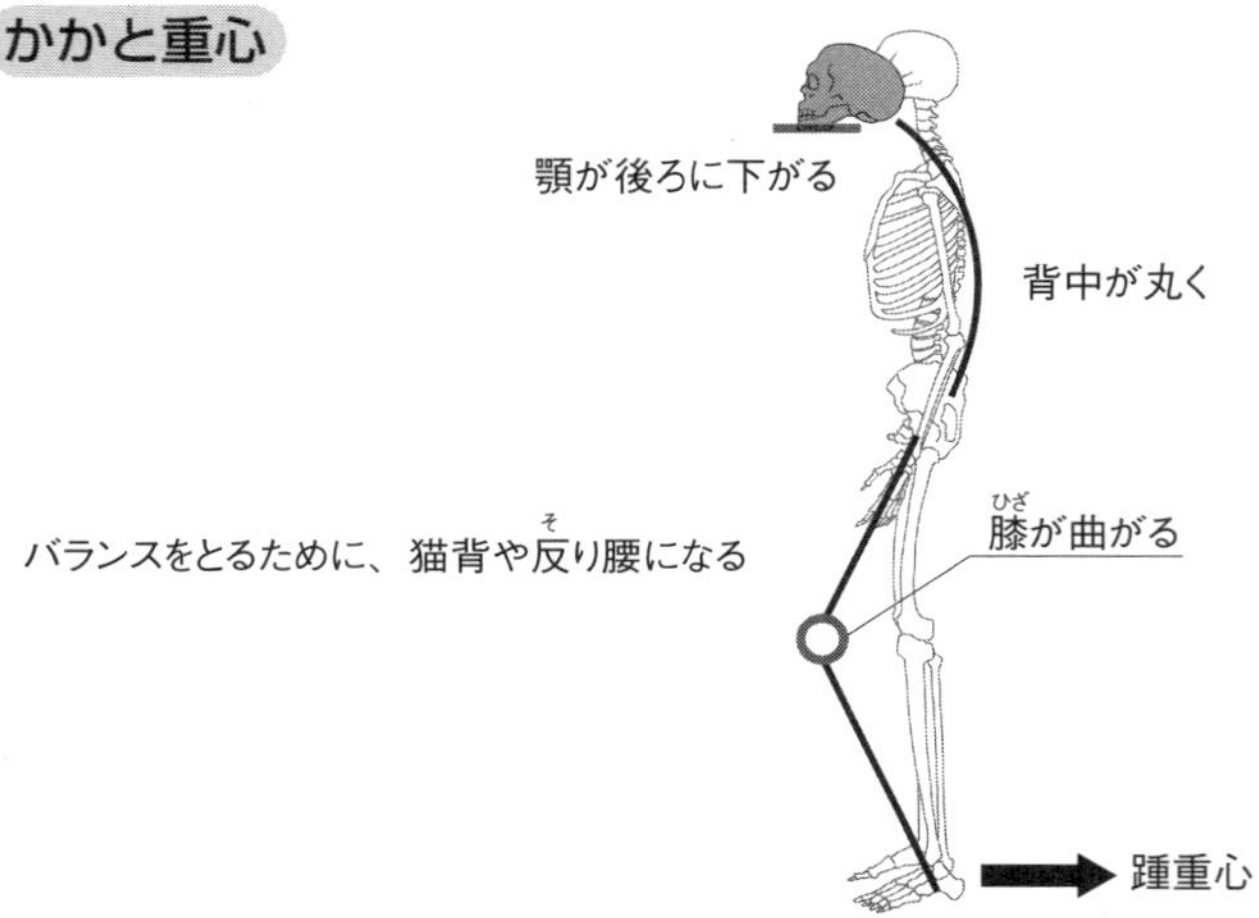

脚長差による頭部の傾き

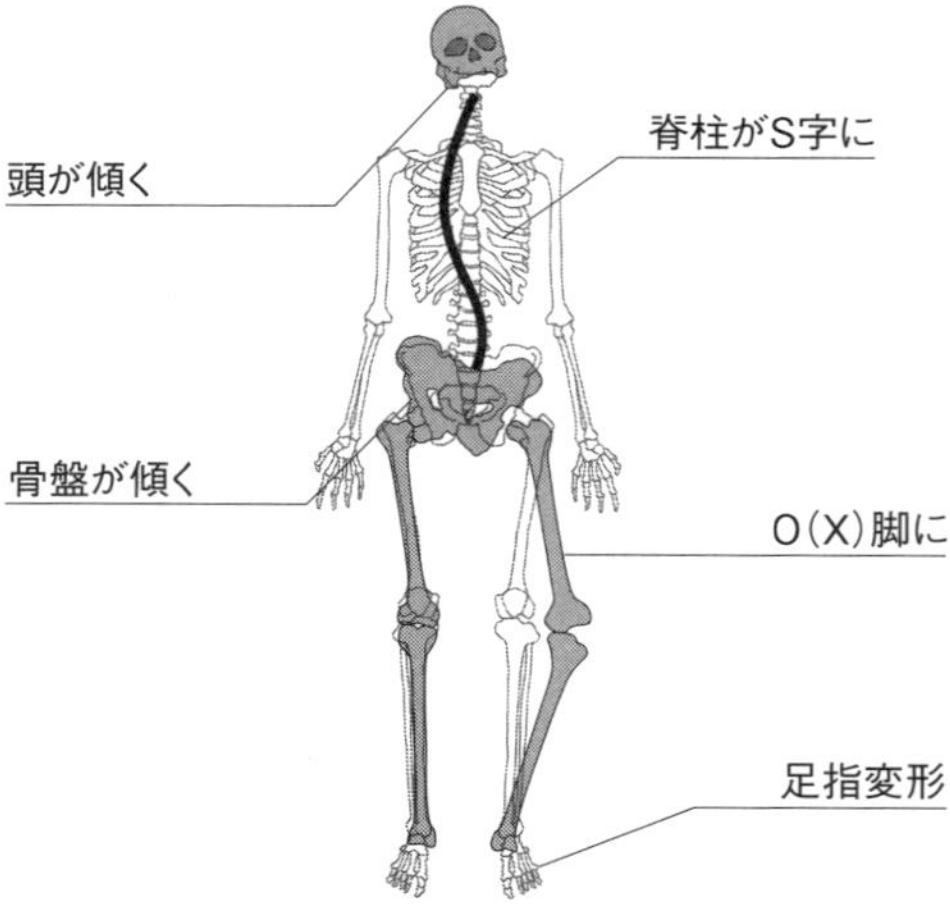

いずれにしても、人体のしくみとして見ると、体のバランスは歯と足でとっているといえます。だからこそ、歯が悪くなれば足のバランスも崩れ、転倒や骨折につながりやすくなります。高齢者が骨折した場合、約4割の方が入院になります。その入院がきっかけで、寝たきりになる人も少なくありません。

また、高齢者の方は、一度つまずきを経験すると、骨折のあるなしにかかわらず、その恐怖心から行動を抑制するようになってしまいます。そのため筋力が低下し、脳の活動も低下し、生活の質（QOL）も低下してしまうという悪循環に陥《おちい》っています。

このようにして、ちょっとしたつまずきが寝たきりのきっかけにもなってしまうのです。

最近では「ロコモ（ロコモティブシンドローム）」という名称で、高齢になっても元気に歩ける足腰の健康が大切だといわれるようになってきました。しかし、私にいわせれば、「歯」も大事です。歯か足か、ではなく、歯も足も両方必要です。

体のバランスの乱れが原因であれ、歯周病が原因であれ、もしもあなたが以前よりも出っ歯になってきているとしたら、それは寝たきりの危険性が高まってきているということなのです。

薬で治す「歯周内科療法」とは？

歯科医としての私の診療方針の方向性を変えた、ある患者さんのお話をします。

若き日の私は、歯周病を外科的に治すことに使命感を覚えていました。当時、京都府舞鶴《まいづる》市という人口約9万の小さな町で、歯周病の手術をしている歯科医院はほとんどありませんでした。重度の歯周病の患者さんは、遠路、京都市内や大阪市内まで通院されていました。そこで、「田舎町の舞鶴でも最先端の手術をして、患者さんが遠方の歯科医院まで通わなくて済むようにしたい！」と熱い思いを抱き、日夜スキルアップにいそしんでいました。

そんなある日、その2年前に歯周病の手術をした患者さんが久々に来院されました。歯周病の検査をして、私はびっくり仰天してしまいました。歯周病がみごとによくなっていたのです。歯周病の

でも、歯周病の重さから考えて、私の行った手術でそこまでよくなるはずがありません。私は、その理由を知りたくて、根掘り葉掘り患者さんに聞きました。

すると、その患者さんは、腎臓が悪くて半年ほど入院されていたという話をし始めました。その間、抗生物質の点滴を受けていたようですが、そうしたところ、いつの間にか口の中がさっぱりして、歯科医院に来るのも忘れていた、というのです。おそらく、抗生物質の点滴で歯周病菌がコントロールされたのでしょう。そうとしか考えられませんでした。

「そういえば……」

私は、「歯周病は薬で治る」と特集していた歯科雑誌のことを思い出しました。歯周病は外科的に治療するものだと信じきっていた若き日の私は、その特集を斜め読みしたものの、

「まさか、そんな簡単に歯周病が治ったら、歯医者なんていらんわ」

そう思って本気にしていませんでした。しかしこのとき、患者さんが明らかによくなっているという現実を目の当《まあ》たりにしたのです。

私は、急いで雑誌を探し出し、その特集を書いた先生のセミナーを受講しました。

「歯周内科療法」という治療法を学んだその日から、私の歯周病の治療方針は百八十度変わりました。私が外科的な処置で歯周病を治療するよりも、薬を飲んでもらうほうが楽に、そして結果もよくなるのです。長年にわたり歯周病で悩んできた患者さんには、本当に喜ばれました。

ただ、この治療法は〝最終的な選択肢〟です。というのは、薬を用いて口の中の歯周病菌を少なくすることが、ほかの口の中の常在菌や腸内環境などにどんな影響を及ぼすか、まだはっきり解明されていないからです。たしかに効果はあるものの、副作用や悪影響を招く可能性を考えると、本当にひどい状態になっている患者さんにしか用いることができません。

やはりいちばんは、自分でプラークコントロールができるようになり、ご自身の免疫力で歯周病をやっつけてもらうことです。だからこそ本書では、デンタルフロスや歯間ブラシを使って、自分の手で歯と歯の間をきれいにしていく方法をおすすめしていきます。

本書では、この歯周内科療法についてこれ以上詳しく紹介しませんが、興味を持った方は、参考までに「国際歯周内科学研究会」のホームページをご覧ください（http://www.isimp.jp/）。

キスが歯周病菌を蔓延させる

歯周内科療法は、たしかに劇的な効果があります。ただ、この療法を用いて口内がすごくきれいになった患者さんの中に、ときどきまた元の悪い状態に戻ってしまう患者さんがいます。専門用語ではこれを「菌の再増殖」といいます。

この再増殖のいちばんの原因は、プラークコントロールがしっかりできなくて、隠れていた細菌がまた増殖することにあります。一般的に「除菌」というと、菌がゼロになることをイメージするかもしれませんが、この世の中から菌を完全になくすことはできません。どこにでも存在していて、ちょっとしたことですぐまた増えてしまいます。口の中の歯周病菌も同じです。だから、**歯周病は完全には治らない**のです。

口内フローラ（口腔内細菌叢）が理想的に改善し、口の中の状態がよくなったとしても、プラークコントロールがおろそかになれば、いずれまた歯周病菌が増殖してしまいます。せっかく歯周病菌がコントロールされても、たったの5日間プラークコントロールを怠《おこた》るだけで、元に戻ってしまうという研究もあるくらいです。

私が、デンタルフロスや歯間ブラシを使って、日々自分の手で歯と歯の間をきれいにしていく方法をおすすめするのは、ここにも理由があります。

再増殖という点で、プラークコントロールのほかに気をつけて欲しいことがあります。それは実は〝キス〟なんです。パートナーの口の中に歯周病菌がいれば、キスをすることで菌がうつって再増殖してしまいます（だから、歯周内科療法を受けるときは、できればパートナーといっしょに受けて欲しいのです）。

もしあなたが、いろいろな方と〝キス〟をしていたなら、あなたは誰かの歯周病菌を受け取っているかもしれません。もしくは、大切なパートナーを歯周病菌に感染させてしまっているかもしれません。

また、歯周病菌が子供に垂直感染（病原体が母親から子供へと「母子感染」すること）して、「若年性歯周炎」にかからないともかぎりません。この病気は10〜20代に多く、急速に症状が進行する恐ろしい病です。そして、その歯周病菌が全身をめぐって、わが子の体に悪さをしているとしたら……。

このように考えれば、あなたの歯周病は、あなた個人の問題ではなく、家族みんなの問題でもあるといえるのです。

決して大げさな話ではありません。もっといえば、家族だけの問題ではありません。

ご自宅で飼っているワンちゃんも同様です。ワンちゃんの口内フローラと、飼い主のそれとが非常によく似てくる、という研究をしている先生がいます。その先生は、飼い主がワンちゃんを歯周病菌に感染させ、そして、ワンちゃんが飼い主を歯周病菌に感染させているのではないか——という仮説を提唱されています。

特に室内犬などは、飼い主のお口をぺろぺろしますよね。その「可愛らしい行動」が歯周病菌をやりとりする行為になっているらしいのです。

歯周病は、ワンちゃんにも大流行します。ワンちゃんは人間と違って、なかなか歯や口の中をきれいにすることができません。歯石をとるには全身麻酔が必要です。そして、ワンちゃんが歯を失っても、入れ歯をつくることはできません。

飼い主に対するワンちゃんの愛らしい行動が、ワンちゃんの晩年の苦しみにつながっているとしたら……。あなたのプラークコントロールはあなただけの問題ではないことを、どうか忘れないでいてください。

不妊の原因に歯周病が……!?

妊娠したことのある女性の41パーセントに流産経験があり、流産や死産を繰り返して出産に至らない「不育症」の患者は年間約8万人いる、との研究結果を厚生労働省がまとめています。

私は、自分の臨床経験から、流産や死産と歯周病は大きく関係しているのではないかと感じています。妊娠を望む重度歯周病の方の治療がうまくいくと、そのすぐあとに妊娠されるケースがあるからです。

１９９６年には、アメリカのOffenbacherらが、妊婦あるいは出産後３日以内の産婦に歯周病の検査を行い、口腔内の60パーセント以上に歯周組織破壊が見られた妊婦は、早産あるいは低体重児出産に対する危険率が７・５倍も高かったと報告しています。

歯周病菌の感染による炎症性物質と分娩《ぶんべん》にかかわる物質には、共通のものが多いとされています。そのため、歯周病の妊婦は分娩期に至る前に、血中の炎症性物質が早期に上昇してしまい、その影響で、頸管熟化《けいかんじゅくか》（胎児を娩出《べんしゅつ》しやすくするために子宮頸部が柔らかくなること）と子宮収縮が引き起こされ、早産になるのではないかと考えられているのです。

アメリカではさらに、歯周病菌が胎児に直接影響を与えている可能性を主張する産婦人科医もいます。

アメリカのケース・ウェスタン・リザーブ大学のYiping Han氏らのグループが、２０１０年に医学誌『Obstetrics & Gynecology（産科・婦人科学）』２月号に発表した報告は実に興味深いものでした。35歳の女性が、妊娠中に重度の歯肉出血を経験し、その後、妊娠39週で間もなく出産というときに死産。死亡した胎児を調べたところ、胎児の血液、胃や肺から歯周病菌が発見されたというのです。

Han氏らは、妊娠中のホルモン変化によって妊婦が歯肉出血を生じることはよくあることだが、このとき歯肉出血によって口腔内の細菌が血液を介して胎盤に移動し、免疫機能が十分に働かない場合は胎児に感染する可能性がある、とし、この35歳の女性の死産がまさにそのケースだったのではないか、と指摘しています。

たいへんつらい経験をされましたが、この女性はその後、歯周病の治療を受けたうえで再度妊娠し、無事に健康な赤ちゃんを出産されたそうです。

Han氏はこの事例をもとに、女性たちに口の中の健康に注意するよう呼びかけるとともに、医師たちに患者への注意喚起を促《うなが》しています。

このアメリカの報告は、臨床現場の実感からしても違和感はありません。

ある人が歯周病だった場合、パートナーに歯周病菌を感染させてしまう確率が高まります。そして、歯周病菌に感染したご婦人は、死産、流産、低体重児出産の確率がものすごく上がるのです。妊娠中の口の中は、それでなくても歯周病にかかりやすく、悪化しやすい状態です。妊婦の歯周病治療が成功しても、パートナーに歯周病があれば、すぐに再増殖してしまいます。

たばこがわが子の歯周病をつくる

たばこが、歯周病を引き起こす危険因子であるということはよく知られています。ここまでさんざん歯周病の恐ろしさの話をしてきましたが、海外の歯科医師の間では、「喫煙者の歯周病治療は無駄」と言って診療を拒否したり、「禁煙を条件に診療する」と条件づけたりすることが一般的になってきているくらいです。たばこを吸う習慣のある人は、ちょっと考え直したほうがいいかもしれません。

さらにたばこは、歯周病だけでなく、虫歯にも影響します。

喫煙者は非喫煙者に比べて2倍虫歯になりやすいことが、広島市中電病院の調査で明らかになっています。なかでも20代は約3倍と高い傾向にありました（２００４年3月6日付、中国新聞地域ニュース）。さらに先日、京都大学の川上浩司《かわかみこうじ》教授と田中司朗《たなかしろう》准教授らのチームが「受動喫煙によっても虫歯ができやすくなる」と、英医学誌『ＢＭＪ』（２０１５年10月21日号）に発表しています。

つまり、あなたが自宅でたばこを吸うことで、自分自身はもとより、家族まで唾液の性状が変化し、唾液による免疫効果が弱くなって虫歯ができやすくなるというのです。

これはおそらく、虫歯だけの問題ではないでしょう。たばこを吸う際は、右側にくわえるか、左側にくわえるか、人によって違うと思います。このとき、たばこを吸う側の歯ぐきは毛細血管が萎縮《いしゅく》し、血管自体も弱くなっていることがわかっています。

そしておそらく、全身の血管の状態もよくなく、そのため血管が詰まる病気のリスクが高まっています。たばこを吸うあなた自身はもちろん、**あなたがたばこを吸うことによって子供の全身**

状態を蝕《むしば》んでいるも同然です。

また、たばこを吸う人が家族にいれば、子供の歯ぐきはヤニで黒くなります。歯周病や虫歯の問題だけでなく、見た目においても、喫煙は家族にも大きな影響を与えます。

子供は、大人の何倍もたばこの害を受けています。もし、禁煙できないとしたら、少なくとも子供のいるところでは喫煙を控えてください。

私が歯科の臨床現場で禁煙をおすすめすることもありますが、

「禁煙をすすめた医者がたばこを吸っているのを見たから、吸っても大丈夫だと思った」

「コンビニで禁煙のために電子たばこを買おうとしたら、店員にそんなもの無駄だ、少しくらいなら体に害はないと言われた」

「宴会でつい一本もらったら、元に戻ってしまった」

さまざまな言い訳が出てきます。自分だけの問題なら「自己責任」でしかたないでしょう。けれど、知らず知らずのうちに猛毒を吸わされ、健康を蝕まれている子供たちは、そのたばこのせいで将来の寝たきりリスクが高まっているという事実をお忘れなく。

偉そうなことを言っている私も、かつて喫煙者でした。だから、「体に悪い」と思っていてもやめられない気持ちはよくわかります。喫煙は「ニコチン依存症」という病気です。〝気合〟や〝根性〟ではなかなかやめられません。やめようとするほど、かえって本数が増えていきます。

禁煙を心に決めると、喫煙している自分の姿をイメージしてしまうからです。

私が禁煙に成功した画期的な方法を紹介します。

実は私は、禁煙しようとは思いませんでした。学生時代に極貧状態に陥ってしまい、お金がないので、「たばこを買うことをやめる」と心に決めたのです。やめたというより、単純に買えなくなった、といったほうが正しいかもしれません。

禁煙をしようとしたわけではないので、たばこを吸う自分をイメージすることはありませんでした。また、やめたわけではないので、しばらくの間、友人からの「もらいたばこ」で過ごしていました。ふと気がつくと、友人が嫌な顔をするようになっていました。それで次第に本数が減っていき、最後は自然とたばこを吸わないようになった、というわけです。

結果的に学生時代に禁煙できたのはとてもよかったです。いまは病院に「禁煙外来」という素晴らしい科がありますので、私のように友人をなくさずとも禁煙できます。ぜひ相談してみてください。

日本人の口臭は世界一強烈？

在日外国人を対象に、日本人の口臭についてのアンケートをとったおもしろい調査があります。それによると、実に72パーセントもの外国人が「日本人の口臭にガッカリした経験がある」

と答えています。

外国人男性にとって、日本女性は常にお嫁さんにしたい外国人の上位にランキングされます。そのイメージは「おしとやかな大和撫子《やまとなでしこ》」。ところが実際に日本人女性に会うと、その口臭にガッカリすることがあるというのです。

日本人であるあなたは、外国人の体臭はきつくて、香水でごまかしているというイメージを持ってはいないでしょうか。体臭と同じように、口臭もきついと思っていませんか。しかし実際には違うのです。**ブレスケア先進国アメリカでは、日本人の口臭が最も強烈だと思われています。**

原因は、欧米人と日本人とで、コミュニケーションの距離がまったく異なることにあります。

アメリカをはじめ欧米の先進国は、「ボディタッチ」の文化です。朝起きたらキスをする。挨《あい》拶《さつ》にハグをしてキスをする。夜寝る前も「おやすみ」のキス。このような文化の国に暮らしていて、口臭がきついようではコミュニケーションがうまくとれません（嫌がられます）。だから、ブレスケアにものすごく気を遣います。

一方、日本はよくも悪くも恥じらいの文化です。息が届くほど近い距離でコミュニケーションをとることはほとんどありません。そのため、口臭ケアも欧米ほどには必要とされないまま、いまに至っています。

なぜ、日本人の口臭がきついかというと、いちばんの理由は歯周病です。そして私は、食後の

歯みがき習慣にあると思っています。口臭を予防するのは唾液です。その唾液の能力が最も高まっているときに、歯磨剤といっしょに口の外に吐き出しています。

もしも周りに口臭のきつい方がいたら、ぜひ試して欲しいことがあります。勇気を出して食事直後のその方の口臭を嗅《か》いでみて欲しいのです。ふだん口臭のきつい方でも、食事の直後はほとんど消えているはずです。それほど、食事直後の唾液の消臭能力はすごいのです。

日本人は「食後すぐの歯みがき」「食べかすとり歯みがき」を習慣化することで、その〝スーパー消臭剤〟を口の外に吐き出す習慣を身につけました。実にもったいない話です。口臭に敏感な欧米では、食後にガムを嚙みます。ガムを嚙むことで唾液の分泌を促進しているのです。

彼らを参考に、唾液を味方につけることが口臭予防にはいちばんです。

食後の歯みがきが商談のリスクに

この口臭問題のやっかいなところは、脳の本能を感じる部分に作用する点です。

たとえば、カレーのにおいを嗅いだら「お腹が減った」と感じるように、嗅覚《きゅうかく》刺激は顕在意識よりもっと深いところを刺激します。そのため、すごく素敵な人がいたとしても、その人の口臭が強烈だとしたら、意識の上では「素敵だ」と思っているのに、脳のもっと深い部分でその人を遠ざけようとしてしまうようなことが起こるのです。

自分のにおいは自分ではわかりません。相手も意識レベルではわからない。でも、無意識のうちに距離をとる。これがいわゆる「生理的に合わない」ということでしょう。

歯科臨床の場では、パートナーの口臭について質問されることがあります。口臭が解決しなければ離婚になるといった深刻な相談まであります。口臭と離婚率の関係。口臭と幸せ度の関係。これらは検証のしようがありませんが、間違いなく因果関係は成立すると思います。

私だったら、口臭のきついセールスマンと何度も会うことは拒否します。きっと多くの人が、無意識下でそういう判断をしているはずです。つまり、口臭がきつい場合、大きな商談を逃している可能性さえあるのです。

午後いちばんに大きな商談がある場合、昼食直後に気合を入れて歯みがきをするビジネスマンは多いのではないでしょうか。でも、ひょっとしたら、その行為こそが商談をダメにしているかもしれません。

第2章　「歯みがき」の間違いが全身病をつくる

デンタルフロスを習慣に！

スウェーデンでは、歯垢《しこう》（プラーク）がたまりそうなところから効率的に歯みがきをします。プラークがたまりやすいところは、「歯と歯の間」と「歯の付け根」です。だから、まずデンタルフロスをしたり、ワンタフトブラシという一歯一歯をみがける、毛束が丸くて小さな歯ブラシを使ったりします。これがメインの清掃用具です。

一方、日本では、毛先が3列になった歯ブラシが一般的な清掃用具とされています。デンタルフロスやワンタフトブラシは〝補助的清掃用具〟とされ、歯学部や歯科衛生士学校の教科書でもそのように書かれているくらいです。テレビコマーシャルでも、「歯みがき」といえば3列歯ブラシを使ってゴシゴシこするのが当たり前のようになっています。もしかしたら、これも「3・3運動」の影響かもしれません。

食後に大きな食べかすをとるには3列歯ブラシが効率的なのですが、「プラークをとる」という視点で見た場合は、明らかにデンタルフロスやワンタフトブラシが主役であり、3列歯ブラシは補助的に使うほうが理にかなっています。

前述した通り、〝FLOSS OR DIE〟（デンタルフロスしますか、それとも死を選択しますか？）はアメリカにおける歯周病予防のスローガンです。デンタルフロスをしないことが、死に直結するかどうかはなんともいえませんが、日本人が考えるほど補助的な清掃用具ではないようです。あるメーカーの調査で、日本では、歯ブラシ使用率96パーセント、デンタルフロス使用率23・6パーセント、歯間ブラシ使用率19・8パーセントという結果が出ています。デンタルフロスをあまり使わないのは日本人の特徴だといえるでしょう。しかし、デンタルフロスは、歯垢除去という観点では3列歯ブラシの何倍も有効です。

最近は、サラリーマンが食後に歯みがきをする姿をよく見かけるようになりました。でも、どうせ行うなら、食後にはデンタルフロスを使うようにしましょう。スーツのポケットにはいつもデンタルフロスが入っている。食べたらすぐデンタルフロスを使う。これが習慣になれば、全身の健康にとってかなり有効です。

食べかすとりをやめて、歯垢除去

歯みがきについて整理します。

・食後に食べかすをとるための歯みがきは、「食べかすとり歯みがき」

・プラークを除去することを意識する歯みがきは、「プラークコントロール」

日本語にすると同じ「歯みがき」ですが、これらが似て非なるものであることは、ここまで読み進めた読者のみなさんにはもうおわかりいただけたと思います。

そして将来、全身病になったり、寝たきりになったりしないために大切なのは、あくまで〝プラークコントロール〟です。

歯周病菌をはじめ寝たきりにつながるような口腔《こうくう》内細菌は、プラークの中で繁殖します。完全にきれいにした歯にプラークがつくられるまで「おおよそ24時間」といわれています。**安心してください。食後すぐにプラークができるわけではないのです。**そして、プラークがいちばんできるのが「夜寝ているとき」です。なぜなら、夜寝ているときは唾液《だえき》がほとんど出ないからです。

・プラークができるのは飲食後（糖質を含んだもの）24時間
・プラークは夜寝ているときにできる
・唾液がプラークをコントロールしてくれ、その能力は飲食後に最も高まっている

この3点を考えると、〝プラークコントロール〟は、

①夜寝る前

②朝起きたとき

この2つの時間帯が最も効果的、ということになります。

飲食後は、「食べかすとり歯みがき」ではなく、唾液の通り道をつくって唾液が最大限の能力を発揮《はっき》できるようにすることが大切です。そして、歯垢を除去していきます。

そこで私がおすすめしたいのは、**寝る寸前、および起きたすぐあとの〝プラークコントロール〟、そして飲食後の〝歯間ブラシもしくはデンタルフロスと舌回し〟です。**歯磨剤《しま》（歯みがき剤）は、むしろ唾液の働きを抑制してしまうので不要です（ただし、歯科医師、歯科衛生士に歯磨剤を処方されている方は、その指示に従ってください）。

画期的効果の「舌回し」

「舌回し」は、次のような方法で行います。

▼舌回し

①口を閉じて舌を歯ぐきと唇《くちびる》の間に置き、歯ぐきに沿ってぐるぐる回します。まず、舌先を右上のいちばん奥の歯ぐきと頬の間に置きます。歯の外側をなぞるように、右上奥から順番に左下

舌回し

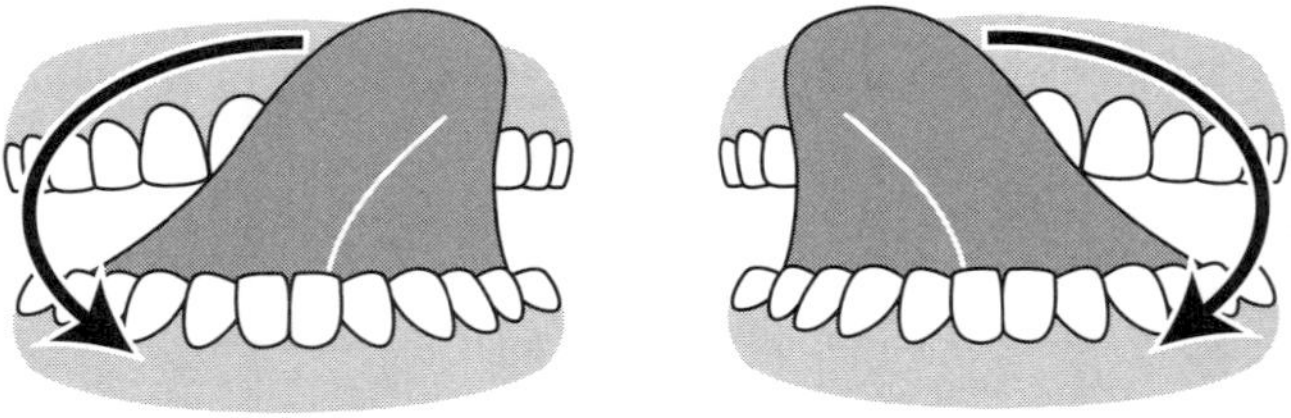

右回り　　左回り

奥へと舌を移動させます。左下奥から右下奥に舌を移動させて舌を回します。これを10回行います。

②反対回しを行います。これも10回行います。

この「舌回し」は、食前に行っても、唾液分泌を促《うなが》して消化を助けるほか、食べすぎの予防にもなってダイエット効果もあります。食前食後の舌回しの習慣をつけると、さらに効果的です。

舌回しをやってみると、首の後ろが痛くなる方がいます。実は舌というのは、骨とつながっていない唯一の筋肉のかたまりです。そのため、首の後ろの筋肉が引っ張られて筋肉痛になるのです。

首の後ろが痛い方は、最初は無理をせず、痛くない程度にしてください。無理のない範囲で続けていると、次第に筋肉がついてきて、楽にできるようになっていくはずです。

デンタルフロス＋音波歯ブラシを

そして、肝心の〝プラークコントロール〟です。

口の中は、個人ごとにまったく異なる、とても複雑な形をしています。そのため、本書ですべて紹介できるようなものではありません。可能であれば、歯科衛生士のいる歯科医院でプロの指導を受けるのがいちばんです。また、プロの指導を受けている人は、その指示に従ってください。

ここでは、プロの指導を受けていない人向けに、60パーセントほどのプラークコントロールができる方法を紹介します。「60パーセント」と聞いてがっかりしないでください。普通の歯ブラシを使っての手みがきは「プラーク除去率30パーセントくらい」といわれていますので、その倍はプラークコントロールをすることができる、なかなか効果的な方法です。

結論から先にいうと、デンタルフロス＋音波歯ブラシを使います。

デンタルフロスは、歯の治療であまり「詰め物」のない方なら、「糸ようじ」といわれる柄のついたものでも大丈夫です。しかし、歯に詰め物がある場合、歯間部への出し入れの際に詰め物

デンタルフロス

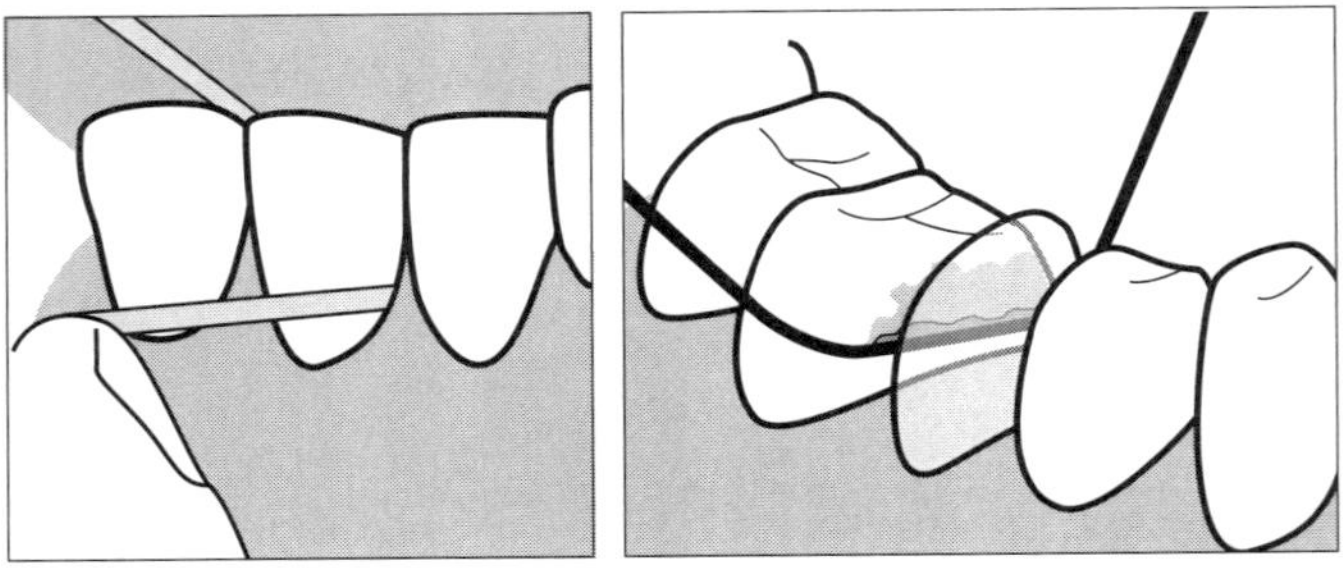

にひっかかって、フロス（糸）が切れたり、詰め物がはずれたりするので、注意が必要です。
糸状の、いわゆる普通のデンタルフロスのほうが安価ですし、自分の手でフロスを使い慣れてくると、自分の歯の状態がわかってくるのでおすすめです。詰め物が多い方も、デンタルフロスを歯間から横に抜くようにすれば、詰め物がはずれたりしません。
そして、音波歯ブラシとは「電動歯ブラシ」の一種です。
電動歯ブラシはみんな同じように見えるかもしれませんが、次のように、大きく「電動歯ブラシ」「音波歯ブラシ」「超音波歯ブラシ」の3つに分けられます。

①電動歯ブラシ

普通の電動歯ブラシです。1分間に5000回くらい振動します。100円ショップで売っている安価なものからあります。

②音波歯ブラシ

1分間で3万～4万回くらい振動するといわれています。この音波歯ブラシのいいところは、毛先が届いていないところまで清掃できる点です。普通の歯ブラシのようにゴシゴシみがいてしまうと、そのパワーが発揮できないので注意が必要です。

③超音波歯ブラシ

音波歯ブラシと違って、毛先が当たらないと汚れがとれません。汚れを落とすことにかけては、電動歯ブラシ、音波歯ブラシよりも優秀です。

ただし、入浴中の歯みがきは感電の危険性があります。また、心臓のペースメーカーを使用している方は誤動作の可能性があるため、使用を控えるなどの注意が必要です。

この中で、私のおすすめは「②音波歯ブラシ」です。フィリップス社から出ている「ソニッケアーシリーズ」が有名です。毛先を歯と歯ぐきの境目に優しく当てて、1ヵ所あたりおよそ5

秒。口の中全体で、だいたい2分くらい使えば、おおまかなプラークは除去できます。

プラークコントロール、私の方法

私自身のプラークコントロールはというと、これだけです。

①起床後「デンタルフロス」＋「音波歯ブラシ」〈3分〉
②朝食後「デンタルフロス」＋「舌回し」〈1分〉
③昼食後「デンタルフロス」＋「舌回し」〈1分〉
④寝る前「デンタルフロス」＋「音波歯ブラシ」〈3分〉
⑤3〜4ヵ月に一度、歯科衛生士によるプロフェッショナルな口腔ケアを受ける

補足として、

・歯の着色が気になったら、たまに歯磨剤を使う
・歯ぐきの調子がよくなかったら、たまに歯磨剤を使う

これですべてです。

口の中に大きな問題がない方なら、プラークコントロールはこれで十分です。あとは、唾液がいろいろな問題を解決してくれます。

ぜひ習慣にして欲しいのは、食後のデンタルフロスです。デンタルフロスが習慣化すると、しないままでいると気持ち悪く感じるようになります。どんなに深酒をして睡魔に負けそうになっても、途中で起きてデンタルフロスをしたくなります。

私は、普段外出の際に歯ブラシは持ち歩きませんが、デンタルフロスは持っていきます。歯ブラシが主で、デンタルフロスが補助的ではなく、あくまで、**デンタルフロスが主で、歯ブラシが補助的**です。

起きてすぐの飲水はアブナイ！

起床後すぐにプラークコントロールをすると書きましたが、このとき、一つ注意したいことがあります。「朝起きたらすぐ水を飲む」という健康法が紹介されています。朝起きる、カーテンを開ける、水を飲む……というものですが、**寝たきりから守るという意味では、あまりおすすめできない健康法**です。

前述したように、寝ている間に口の中で細菌が爆発的に増殖します。その細菌数は、便にすると10g分もの量です。清潔にしている人も、そうでない人も、起床直後の口の中には排泄物《はいせつぶつ》10g分の細菌がいるのです。

その増殖した細菌が口の中にうようよいる状態で、冷たい水をごくっと飲んだとします。間違いなく、菌はそのまま水といっしょに胃に送り込まれます。

胃が正常な状態なら、胃液に含まれる「胃酸」というpH1〜2くらいの消化液が強力な殺菌作用を働かせ、悪い細菌も退治してくれるでしょう。

しかし、起床直後の胃が活発でないときに、大量の水で胃酸を薄め、冷水で体を冷やしながら細菌が大量に入ってくるのです。冷やせば血液循環が悪くなります。血液循環が悪ければ胃の活動も弱まり、殺菌作用も減退してしまいます。

その結果、多くの細菌が胃の殺菌作用を通り抜けて腸に達します。そこで、腸内細菌と口で増殖した細菌のバトルが始まるのです。

昨今、腸と自律神経が密接な関係にあり、腸内フローラ（腸内細菌叢《さいきんそう》）を良好な状態にすることで、自律神経の乱れを整えることができるといわれています。腸で自律神経のバランスをとっているとしたら、朝いちばんに爆発的に増えた細菌を送り込むことは「危険なこと」だと考えられます。

しっかりと口の中をきれいにしたあとで水を飲むようにしてください。健康になろうと思ってしている行動が、体を壊《こわ》すことにつながりかねません。

1ヵ月で歯ブラシは細菌の温床

普段使っている歯ブラシは、どれくらいの間隔で交換しているでしょうか。

ある歯ブラシメーカーの調査によると、一人あたりの使用量では、1本の歯ブラシをおよそ半年間使っている計算になるそうです。

プラークコントロールという観点で見れば、**歯ブラシは最低でも1ヵ月に一度は新しいものに替えてください。歯ブラシそのものに細菌が繁殖するからです。**

1ヵ月以上同じ歯ブラシを使えば、ほとんど細菌でみがいているも同然です。たとえばマンチェスター大学の調査によれば、歯ブラシにはなんと1億個以上の細菌が住み着いていたといいます。その中には、皮膚炎の原因ともなるブドウ球菌なども含まれるそうです。

もう一つ、プラークコントロールという視点でいえば、豚毛や馬毛を使った「高級歯ブラシ」は絶対にNGです。なぜか。乾燥に時間がかかるからです。

乾燥を軽く見てはいけません。細菌は乾燥に弱く、乾燥に時間がかかる＝細菌が繁殖しやすいといえます。

こうした「高級歯ブラシ」は、朝みがいて、十分に水切りして歯ブラシ立てに入れていても、夕方までしっとりしています。この間、何時間にもわたって菌が繁殖しているのです。毎日取り替えるならそれでもいいですが、現実的ではありません。

そんなところに高級感を出さなくても、ナイロン毛で十分です。ナイロンのほうが早く乾燥して安心です。

そのほかの歯ブラシの保管の注意点とコツをあげておきます。

・水気はしっかりと切ること。流水で洗ったあとは水切りをする
・コップで複数本保存する場合は、毛先同士が触れないように注意する（細菌の交換をしないように）
・歯ブラシ立て、ホルダーなどもこまめに清掃する。特に携帯用のケースは、きれいにしないとすぐに細菌が繁殖する
・ユニットバスの洗面所に歯ブラシを置かない。雑菌の温床になり、感染症の原因ともなりかねないので絶対にＮＧ
・携帯用の歯ブラシは、ティッシュ等で水分を吸い取ってから収納する
・歯科医院で購入できる歯ブラシ除菌スプレーの使用も有効

元気な高齢者の舌はよく動く！

57〜58ページで「舌回し」の方法を紹介しましたが、私が「舌回し」を推《お》す理由は、唾液が出るからというだけではありません。歯科臨床の場で感じていることなのですが、**元気な高齢者は舌がしっかり動きます。寝たきり高齢者は舌がほとんど動きません。**寝たきり高齢者に口腔ケアを行い、舌の筋肉をほぐすと、舌がよく動くようになって自分で食事をとる意欲が出てくることがあります。これは、高齢者の口腔ケアをしている多くの歯科医師や歯科衛生士が感じていることでしょう。

〃舌は食べるという行動に物理的にかかわっているだけではなく、精神的にもかかわっている〃と感じます。つまり、**舌の動きは寝たきりにかかわる**といっても大げさではないと思えてならないのです。

その大切な舌ですが、使わないと衰《おとろ》えてしまいます。

舌は大きな筋肉です。それも、前述したように、体の中で唯一の宙ぶらりんの筋肉のかたまりです。たとえば手や足の筋肉なら、両端が骨にくっついているので体を動かせば連動して使われます。しかし舌は、そこをあえて使うようにしなければ、そのままになって衰えてしまいやすいのです。

一方でメリットもあります。その一端が骨とつながっていないことで、舌はものすごく複雑な動きをすることができます。食べ物を飲み込んだり、話す際に発音を助けたりと、まったく異なる役割を果たせるのは、この複雑な動きができるからです。

現在の生活において、舌は、意識しなければ衰えていってしまいます。

いまやすっかり、軟らかい食べ物が増えました。食事といっしょに水を飲む習慣ができてしまったため、舌をうまく使わなくとも飲み込めるようになりました。口を使ってしゃべってコミュニケーションをとらなくても、意思の疎通ができるようになりました。そもそも核家族化が進み、しゃべる機会自体が減りました。いろいろな理由がありますが、むかしよりも舌を使わなくなっていることは確かです。そのため、意識していないと舌が筋力低下をきたして、機能そのものが衰えてしまいます。

プラークコントロールの面でも、舌の衰えは放置できない問題です。舌がしっかり動き、働くことで自浄作用が働き、口の中の細菌が減るだけでなく、咀嚼《そしゃく》、嚥下《えんげ》、呼吸も機能的に向上します。高齢者なら、衰えたこれらの機能が回復することで、食べる意欲も出るというわけです。

余談ですが、エベレスト登頂で話題になった三浦雄一郎《みうらゆういちろう》さんの健康の秘訣《ひけつ》は「ベロ回し体操」だという記事がある雑誌に出ていました。記事によると、ベロ回し体操を実践してから1年後、シミやしわもほとんどなくなったそうです。

私もその記事を読んでから、特に口の周りのシミを意識して舌回しをするようになりました。するとｂヵ月ほどで口の周りにあったシミが薄くなったことを自覚しました。美容的にも効果がありそうです。

舌回しは食後の食べかすとり、そして老化防止のためにも、とても有効な手段です。

「口呼吸」で細菌大繁殖

現代の日本人の半分以上の方は「口呼吸」になっています。あなたはどうでしょうか。たとえば、次に掲げるもので思い当たる点はありませんか。

・口内炎がよくできる
・唇が乾《かわ》いたり、唇から出血したりする
・ほっぺたをよく噛《か》む
・舌の先端が赤くなっている。舌に痛みを感じることがある
・よくのどが腫《は》れる
・猫背、もしくは反り腰である
・スリッパや、靴紐《くつひも》の緩《ゆる》んだ靴を履《は》いている

・外反母趾《がいはんぼし》である

いずれか自覚のある方は、口呼吸もしくは口鼻併用呼吸になっている可能性が高いといえます。

口は食べ物の入り口であると同時に、細菌の入り口です。全身を守るという意味で、プラークコントロールの重要性について繰り返し言及してきましたが、口呼吸となると、次のようなことから全身が危険にさらされてしまいます。

・細菌をやっつけてくれる唾液が乾燥してしまう
・雑菌がフィルターを通らずに体の中に直接入ってくる
・免疫を司《つかさど》る扁桃《へんとう》を直接外気が攻撃して、免疫反応を狂わせる

本来、哺乳類は鼻呼吸が基本です。人間だけが口で呼吸することができます。これは、声を出したり、言葉を話したりするために、発声しやすい構造に進化していった結果なのですが、その過程で、同時に口からも呼吸ができるようになったのです。

本来の機能を考えれば、これは間違った使い方です。けれど、人間の体というのは本当によく

できていて、すぐに不調として表れてはこないのです。

しかし、使い方の間違いは、やがて慢性の炎症となって体の不調をもたらします。寝ているときに細菌が爆発的に増えるように、口呼吸だと、起きている間も唾液の恩恵《おんけい》を受けにくくなり、口の中に細菌が繁殖しやすい状態になってしまいます。放置すれば、もちろん歯周病も進行します。**食べたらすぐみがく〝なんちゃって歯みがき〟と〝口呼吸〟。これが寝たきり大国の大きな原因**であると考えます。

なぜ日本人に口呼吸が多いのか

とりわけ、日本人は口呼吸になりやすい傾向があります。

「早飯　早糞　芸のうち」という言葉がありますが、かつて日本では、黙《だま》ってさっさと食べるのがよいとされてきました。こうした早食い習慣は、口呼吸を助長します。

ほかにも、日本では胸を張って歩くと威張っているようにとらえられ、謙遜、控えめな姿勢として猫背の姿勢をとりやすい文化もあります。猫背は出っ歯をつくるという話はしましたが、実は、口呼吸になる大きな原因でもあります。

猫背の人は、背中に対して首が前傾しています。この状態で正面を向くと、顔の角度は、実質的に背筋が真っ直《ま》ぐ《す》の方が上を向くのと同じになります。上を向いて鼻呼吸してみてください。

かなり呼吸がしにくくなるはずです。このとき、口を開けるとどうでしょう。呼吸しやすくなるはずです。

このようにして、猫背の人は口呼吸になっていきます。

また、靴文化が日本に入ってきたことも猫背の人を増やしました。スリッパやゆるい靴を履くと、脱《ぬ》げることを防ぐため足の指が屈折《くっせつ》するようになります。指を折り曲げて足を前に蹴《け》りだしてみてください。うまくできないはずです。重心を保つために自然と体が後方重心（かかと重心）になり、バランスをとるために背中を前傾させ、猫背になっているからです。

口呼吸になると、口の中が乾燥します。口が乾燥すると体が緊張状態になります。緊張状態が続くと自律神経が交感神経優位の状態になって、血管が細くなります。

また、乾燥すると歯ぐきは傷つきやすくなり、そこからプラークが血管に侵入して、簡単に全身に飛んでいってしまいます。口の中のプラークは、血管壁のコレステロールと相互に作用し、血管プラークに影響を与えます。そして、交感神経優位で細くなった血管にプラークが飛んで血管を詰まらせます。

口呼吸にはさらに、空気中の細菌が直接扁桃を攻撃することで、慢性扁桃炎につながる怖さもあります。扁桃の免疫機能が暴走し、全身の免疫細胞に誤《あやま》った情報を流してしまい、正常な組織まで攻撃されて、さまざまな症状が現れます。腎臓病や関節炎、大腸炎などにもつながりかねません。

そのほか口呼吸は、寝たきりに大いに関係する「睡眠時無呼吸症候群」の原因にもなっています。口呼吸では舌の根元が下に沈み込むため、無呼吸になりやすいのです。

睡眠時無呼吸症候群といえば、居眠り運転の原因になることで知られていますが、それだけではありません。心筋梗塞《こうそく》、脳梗塞、高血圧、糖尿病と、寝たきりになるような病気を誘発してしまうのです。

歯科医院で「口呼吸になっていますよ」と指摘すると、「口で呼吸したらダメなのですか」「いままで誰も呼吸のことを教えてくれなかった」という反応が多くあります。この口呼吸は、医科歯科で連携して啓発していかなければならない大きな問題だと感じています。

▼口呼吸を改善する「あいうべ体操」

口呼吸を改善するために効果的な「あいうべ体操」というエクササイズがあるので、紹介します。これは、福岡市で開業している「みらいクリニック」のホームページに掲載されているものですが、今井《いまい》一彰《かずあき》先生のご厚意で転載させていただきました。

次の4つの動作を順にくり返します。声は出しても出さなくてもかまいません。

①「あー」と口を大きく開く
②「いー」と口を大きく横に広げる
③「うー」と口を強く前に突き出す
④「べー」と舌を突き出して下に伸ばす

①〜④を1セットとし、一日30セットを目安に毎日続ける

この体操は、真剣に行うとかなり疲れます。慣れるまでは、2〜3度に分けたほうが続けやすいでしょう。入浴時にやるのがおすすめです。

また、「あいうべ体操」は、しゃべるときより口をしっかり、大きく動かす必要がありますが、無理は禁物です。

とくに顎《がく》関節症の人やあごを開けると痛む場合は、回数をへらすか、「いー」「うー」のみをくり返してください。この「いー」「うー」体操は、関節に負担がかからないため、何回行ってもけっこうです。

「べー」がうまくできない人は、大きめのあめ玉をなめて、舌を運動させましょう。舌運動と甘味の刺激で、脳も活性化します。

（みらいクリニック「あいうべ体操」http://mirai-iryou.com/mc_aiube.html より転載）

みらいクリニック「あいうべ体操」

【あいうべカード】

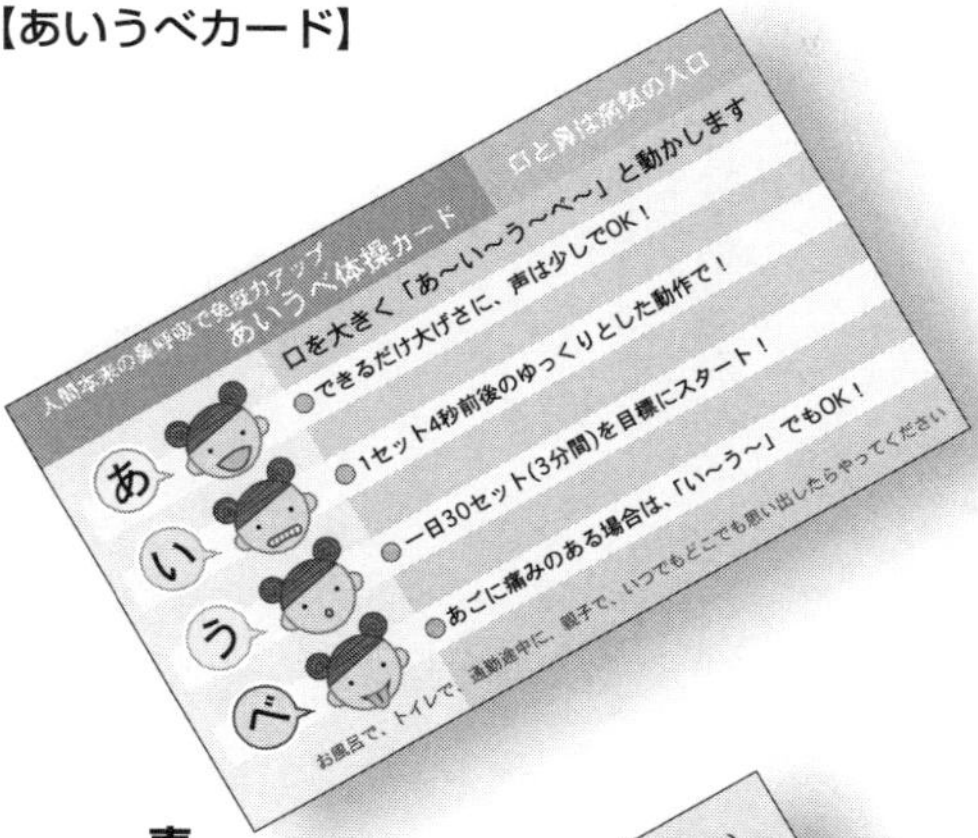

表

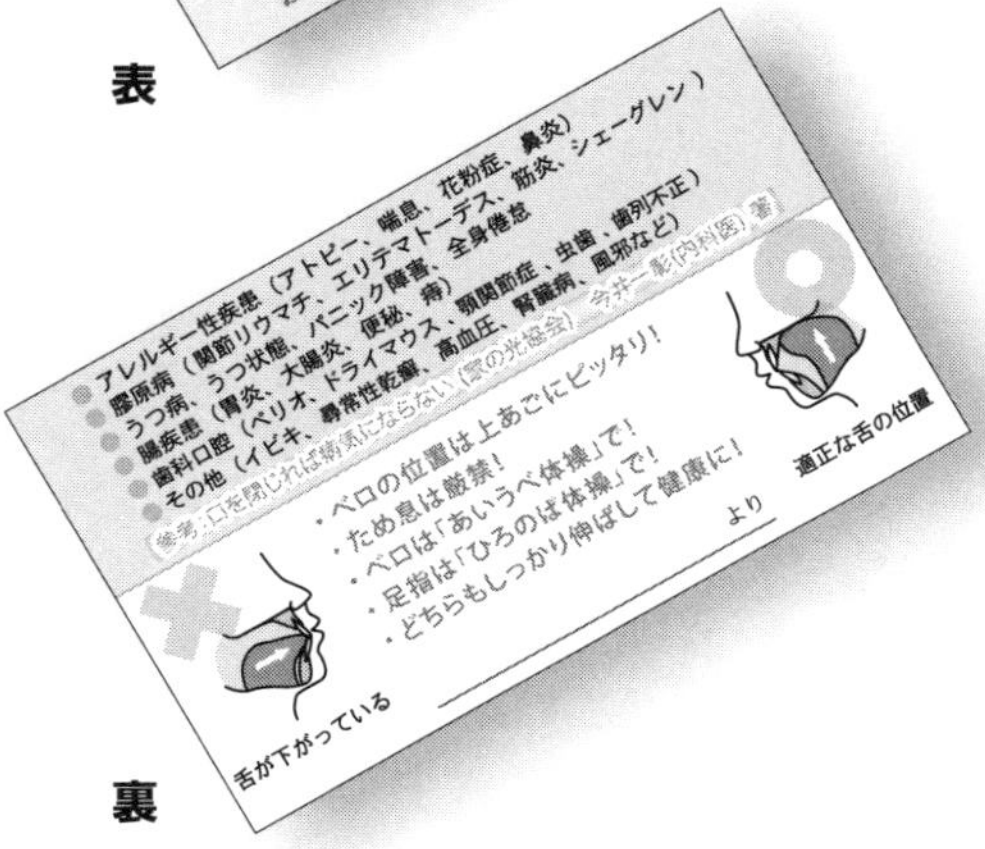

裏

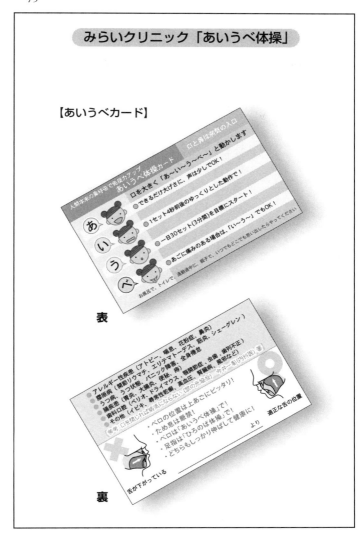

口を閉じて歯が接触しないか？

口呼吸の恐ろしさを知って、常に口を閉じることを意識してください。しかしながら、**口を閉じること＝歯を閉じることではありません。**

ここで、簡単なテストにお付き合いください。次の通りにやってみてください。

①姿勢を正す
②唇を閉じる

このとき、上の歯と下の歯は接触しているでしょうか？
もし接触しているとしたら、あなたは上下歯列接触癖（ＴＣＨ）です。
安静時の正常な状態は、

・唇を閉じる
・上下の歯は接触しない
・舌は口蓋《こうがい》（上顎《うわあご》の歯列弓《しれつきゅう》の内側）に吸盤のようにくっついている

というものです。

ＴＣＨの話をすると、「歯ぎしりとか、食いしばりはしていないと思う」と返答される方も多いのですが、歯ぎしりや食いしばりは、ＴＣＨの症状の一つにすぎません。安静時には、上の歯と下の歯がくっつかないのが正常な状態なのです。

ＴＣＨの方は、口を閉じたら歯も閉じる、ということが習慣化されています。そのため、口を閉じても上下の歯が接触しない状態がにわかに信じられない、という人も少なくありません。

ＴＣＨの方の中には、無意識のうちに長時間噛み続けてしまう人がいます。それが筋肉や神経の疲労を引き起こすだけでなく、歯にも過度の負担がかかり、歯の喪失にもつながりかねません。

ほかにも、ＴＣＨになると常時、自律神経の中の交感神経が緊張した状態をつくりだし、血管を細くしてその柔軟性も失わせます。これもまた、寝たきりにつながる病気を誘発する危険性がありますので、改善が必要です。

行動変容で上下歯列接触癖を治す

ＴＣＨを治すには「行動変容法」が有効とされています。具体的には、「これを見たらＴＣＨ

をやめる」というシールや目印をつくり、普段目につくところに数ヵ所貼っておくという方法です。

たとえば、「赤のシールを見たら嚙みしめをやめる」というルールを自分で決めて、実行します。

・パソコンをよく使う人はパソコンのキーボードに
・テレビをよく見る人はテレビ画面の下に
・料理をする人は包丁に

このような具合に、できるだけ多くの場所に赤いシールを貼っていきます。それを見て、「あー、ダメだ。ＴＣＨをやめよう」といった感じで、毎日続けます。単なる習癖であれば、これで大きな改善を期待することができます。

問題は睡眠時。寝ているときに行動変容法はできません。そこで効果的なのが、「自己暗示法」です。

それはこんなやり方です。

まず枕を、頭のいちばん出っ張ったところより少し首のほうの位置に置いて寝ます。こうすると、上下の歯が合わさりにくくなります。次に、寝るときは上向きで寝て、手足、胸を開き、顎を脱力し、歯を離した状態にします。呼吸に意識を傾け、息を吐くときはリラックスする感じで行います。このとき頭の中で、「上下の歯は嚙み合わさない」「リラックスして寝る」などと、自分で暗示をかけるようにして眠りにつきます。

習慣化した癖をやめるというのは、思っている以上にたいへんなことです。「本気になって根気強くやり続ける覚悟」が必要です。しかし、ＴＣＨは体にもとても負担のかかる悪習癖ですので、ぜひ本気になって取り組んでみてください。

第３章　ある歯科医の告白

ガラパゴス化が進む日本の歯科

「ガラパゴス化」という言葉を聞いたことがあると思います。進化論を唱《とな》えたダーウィンは、ガラパゴス諸島のような孤立した環境では独自の生態系ができあがる、といいました。ひるがえって現代では、携帯電話、デジタルテレビ、カーナビ、アニメなど、世界標準から外れて独自の進化を遂《と》げた日本の産業・製品・サービスを指してビジネス用語として使われるようになりました。

いま、日本の歯科は、後者の意味で完全に「ガラパゴス化」を起こしています。これまでお伝えしてきた「食後すぐの歯みがき」は、日本と韓国だけの習慣といわれています。ほかの国では、寝る前と起きた後に歯みがきをします。韓国の習慣も、もともとの文化や伝統ではなく、どうやら１９７０年代に日本から入ったようです（『アポロニア21』２５８号、２０１５年６月、日本歯科新聞社）。

それではなぜ、日本の歯科界は「ガラパゴス化」したのでしょうか？

事の発端《ほったん》は、歯磨《しま》剤（歯みがき剤）業者の商業キャンペーンでした。

何度か触れてきたように、日本式の歯みがき習慣をつくった「3・3・3運動」とは、「毎食後3分以内に3分間、一日3回歯をみがこう」という虫歯予防のためのキャッチフレーズとともに展開されたキャンペーンです。一説には、「3・3・3運動」をPRしたのは1961年のこととされています。60年代後半には、日本歯科医師会や都道府県歯科医師会も「3・3・3運動」を推奨《すいしょう》するようになり、厚生省（現・厚生労働省）も同じく推奨しています。

こうして、「よい子は食べたらすぐ歯みがきをする」という〝世界的には非常識な習慣〟が日本にだけ定着し、歯科のガラパゴス化が進んだのです。

しつこいようですが、ほかの国では就寝前と起床後に口の中のケアをします。唾液《だえき》がほとんど出ない睡眠中に歯垢《しこう》（プラーク）が増えることを知っているからです。

歯垢については、1973年にスウェーデンで行われた興味深い研究があります。学生を対象に、どれくらい歯をみがかなかったら問題が生じ始めるかを調査したものでした。

結果は、「2日に一度きれいに清掃をすることは、リスクのない頬側面や舌側面を毎日うわべだけブラッシングするより有効だ」というものでした。つまり、食後に虫歯になる危険の少ない歯の表面を〝みがいたつもり〟になるよりも、2日に一度、しっかりと歯垢をとったほうが有効であることが確かめられたのです。

市販の歯みがき剤はいらない

かつては日本でも起床してすぐ歯をみがく人がいました。ところが、歯みがきメーカーのアンケートによると、現在では起床直後に歯みがきをする人は減っていて、朝食後に歯みがきをする人が増えているそうです。

その理由の一つに、一部の歯磨剤に含まれている人工界面活性剤（ラウリル硫酸ナトリウム）などによって、味覚が損なわれてしまうことが挙げられています。要するに、歯みがきしてからご飯を食べるとおいしくない、ということです。

ラウリル硫酸ナトリウム自体に発がん性があるから危険だと言う方も多いのですが、国が「少量であれば体に害はない」としているので、そこは信じるとしましょう。それで、なぜ歯磨剤に人工界面活性剤を入れるかといえば、泡立って気持ちいいからです。そして歯みがき後の歯を触った舌感もツルツルしてよくなります。〝歯をしっかりみがいた感〟が出て、ツルツルが癖になるのです。

けれど、泡立つことで、鏡を見ても毛先が歯に当たっているか確認できません。なんとなく泡立つ口元を見て、適当にみがいて、〝みがけた感〟が出てしまうところに、私は危険性を感じます。

そして、ラウリル硫酸ナトリウムは合成洗剤にも入っている成分で、歯につくとなかなかとれません。それがツルツル感を演出するのですが、長時間、いわゆる「歯みがきの味」を口の中に残してしまいます。そのため、歯みがき直後に食事をすると味が変わってしまうのです。どのくらい変わるかは、歯みがきしたあとにミカンを食べるとよくわかります。はっきり変な味がするはずです。

こうして、本来は食前にみがいたほうが有効であるにもかかわらず、歯磨剤を使う習慣が定着する→食前に歯みがきをする→食事がおいしくなくなる→朝食後に歯みがきをするようになる、という流れで、間違った歯みがき習慣が定着していってしまったのです。

ラウリル硫酸ナトリウムが歯磨剤に含まれることによって、

・歯みがきが適当になる
・口の中に味が残ってしまう
・もしかしたら発がん性があるかもしれない

これらの点を考えれば、〝**ラウリル硫酸ナトリウムに百害あって一利なし**〟です。そして、残念なお知らせですが、市販の歯磨剤には、ほとんどこのラウリル硫酸ナトリウムが入っています。

「白い歯」の歯磨剤で歯が黄ばむ

次に考えたいのが、研磨《けんま》剤配合の歯磨剤の問題です。

研磨剤を含まない歯磨剤を使っていると、歯が茶色に着色することがあります。そういうときは、研磨剤配合の歯磨剤を使うと着色がとれて元の白い歯に戻ります。それ自体は素晴らしい効果なのですが、研磨剤はこのとき同時に、歯の表面を削《けず》っています。そのため長期間、研磨剤入りの歯磨剤で歯をみがいていると、やがて歯は削れて薄くなってしまいます。

若いときの歯は白いのに、年齢を重ねると歯が黄ばんできます。これは誰でも知っていると思いますが、「なぜそうなるのか？」はご存じでしょうか。

歯が白いのは、歯の表層のエナメル質が白いからです。若いときはこのエナメル質が分厚いのですが、歳をとるとエナメル質が薄くなって、その下の象牙質《ぞうげしつ》という部分の色が透《す》けて見えてきます。この象牙質の色が黄色なのです。

ここで先ほどの話に戻ります。

研磨剤入りの歯磨剤を使うと着色はとれます。歯がきれいな白に戻ったような気がします。しかし、継続して使えば、どんどん歯を薄くしてしまいます。結果として、「**白い歯**」をうたい文**句にした歯磨剤を使い続けることで、歯は黄色くなる**のです。

最近では、人工骨や人工歯根《しこん》に使われる「ハイドロキシアパタイト」という成分を含んでいて、それが歯の結晶構造を白くするということをうたい文句にした、少し高価な歯磨剤もあります。でも、ハイドロキシアパタイトだから歯に安全だなんてことはありません。一般的な歯磨剤に比べて歯を傷つけにくいというだけで、砂利《じゃり》で石をみがくように、歯と同じ成分でもその粒《りゅう》子《し》が硬ければ、歯を削って薄くしてしまう可能性があります。

つまり、〝**研磨剤配合の歯磨剤はたまに使う**〟ことが基本です。

着色の度合いにもよりますが、毎食後、研磨剤配合の歯磨剤で歯をみがくと、どんどん大切な歯が削れていってしまいます。特に20歳をすぎると、歯周病が本格化して歯ぐきが退縮し、根面《こんめん》が露出してきます。根面は虫歯菌による強い酸でなくても、弱い酸で溶け始めます。エナメル質はpH５・５でカルシウムが溶け始めるのですが、根面はpH６・５で溶け始めるといわれています。そこを研磨剤配合の歯磨剤でみがくということはとても危険な行為です。すぐに歯が削れて知覚過敏になったり、楔《くさび》状の欠損になったりします。

進行すると、歯の神経が露出して神経をとらなければならない状態になる方もいます。くれぐれも注意が必要です。

歯が白くなる歯磨剤で歯をみがき続け、知覚過敏になり、知覚過敏用と歯が白くなる歯磨剤を併用している方もいるのが現状ですが、これは傷口を広げながら薬を塗《ぬ》るような行為です。

ツブツブ入り歯磨剤は歯科泣かせ

歯磨剤についてもう一点、使って欲しくないものがあります。それは、ツブツブの入った歯磨剤です。

竹屋町森歯科クリニックでは、これを「ウミガメの卵」と呼んでいます。歯石をとるとき、歯ぐきの奥からウミガメの卵のようにいくつも白い球が出てくるからです。歯ぐきだけではなく、抜歯した歯の先、インプラントの中から「ウミガメの卵」は出てきます。歯の被《かぶ》せものを外したら、「ウミガメの卵」が出てきたというケースもありました。

実は、このツブツブが歯垢（プラーク）の巣になっています。たちの悪いことには、いつまでも溶けませんし、しかも、球状なのでとろうとしてもなかなかとれずに歯ぐきの溝を逃げ回ります。

おそらく、こうしたツブツブを入れる理由は〝みがいた感〟のよさだと推測されます。〝みがけている〟と〝みがいた感〟はまったく別物で、しかも、何日も何週間も何ヵ月も口の中に残って悪さをするのですが、この事実が一般に知られていません。

多くの歯科医院で、この「ウミガメの卵」の使用を控えるように指導しているにもかかわらず、スーパーの歯磨剤コーナーではワゴン販売で山積みになっていて、人気商品のようです。〝みがいた感〟と低価格がその人気の理由だとは思いますが、ツブツブではみがけていません。ツブツブはむしろプラークを増やす成分だと覚えてください。

それでは、いったいどんな歯磨剤がいいのでしょうか。

実は、これは一概にはいえないのです。

たとえば、家電店に行って冷蔵庫を買う場合を考えてください。何人家族なのか、どれくらいの割合で食事をするのか、何日間くらい冷蔵や冷凍したいのか、何を入れたいのか、インテリア性と使い勝手のどちらを重視するのか、そうした用途によって選ぶ冷蔵庫が替わってくるはずです。

歯磨剤もそれと同じです。虫歯予防なのか、歯周病予防なのか、口臭予防なのか、歯を白くしたいのか、用途によって全然違います。残念ながら、「これ１本でＯＫ」というオールインワンは存在しません。そのため、間違った認識で歯磨剤を使うより、なにもつけない「唾液みがき」のほうがいいと私は考えています。

目的別の「おすすめ歯磨剤」

ここでは、竹屋町森歯科クリニックで目的に応じておすすめしている歯磨剤の基準を一応、紹介しておきます。

①虫歯予防

虫歯予防を期待するなら、フッ化物配合の歯磨剤です。950ppmフッ化物イオン濃度（薬事法で、フッ化物イオン濃度が1000ppm以下に規定されています）のものがよいでしょう。

フッ化物で虫歯予防効果があるのが、歯が萌出《ほうしゅつ》してから2年くらいです。親知らずを除く最後の歯（第2大臼歯《きゅうし》）が生えるのが12歳ごろです。その2年後の14歳までは虫歯予防効果があります。これは歯の表面（エナメル質）にできる虫歯が対象です。また、40歳を超えるころから歯ぐきが下がってきて、根面虫歯（歯の根元の虫歯）の可能性が出てきます。こうした根面虫歯にも、フッ化物配合歯磨剤は有効です。

使用する際の注意点としては、フッ化物の効果を期待するなら、歯みがき後にあまりうがいをしないことです。ラウリル硫酸ナトリウムなどの人工界面活性剤が入った歯磨剤の使用は、うがいを促《うなが》してしまうので適当ではありません。

虫歯予防を期待するなら、デンタルフロスにつけるという使い方も有効です。以上を整理すると、フッ化物配合の歯磨剤は、0〜14歳はエナメル質の虫歯予防に有効、40歳超は根面の虫歯に対して有効です。

15〜40歳の人は、フッ化物配合の歯磨剤を使っても、フッ素の恩恵《おんけい》をほとんど受けることができませんので必要ありません。

②歯周病予防

歯周病予防には、真菌（カビ）に対して殺菌力のある歯磨剤が効果的です。これは私の臨床30年の経験からの実感です。

カビに対して殺菌力があるのは、植物由来の歯磨剤です。動物のように移動することができないため、植物はカビにやられないようにいろいろな成分を持っています。そうした植物由来の成分が配合されている歯磨剤は、歯周病の患者さんにものすごく効果を発揮することがあります。

ご参考までに、当院でおすすめしている歯周病予防用の歯磨剤を紹介します。

薬用ペリオバスターN（株式会社やくそうの島天草社）

薬用ブレスクラブ（有限会社シンクタンク）

また、歯周病菌対策については、口の中にどんな歯周病菌が多いかで歯磨剤の種類が変わります。種類と効能にはさまざまあり、あなたのお口の中のことがわかっているプロ（歯科医師、歯科衛生士）に処方してもらうことをおすすめします。

一つだけポイントを。

メーカーの調査によると、歯のケアにかける費用は、8割の方が「月1000円未満」だそうです。残念ながら、安価な歯磨剤では効果が期待できません。安価だから、味がいいから、「みがけた感」があるから……そういった理由で選ぶのは避けるようにしましょう。

なぜ、傲慢な歯科医が多いのか？

私が歯科医師の資格を取得したのは、昭和63年（1988年）のことでした。翌年1月8日には元号が昭和から平成に変わったので、昭和最後に誕生した歯科医師ということになります。

ここで、私がなぜ歯科医師になったのかという話をさせていただきます。ここまで、あなたのこれまでの「歯の常識」とはまったく異なる話をしてきたと思います。歯科医師はたくさんいるのに、どうしてそういうことを教えてくれる人はいなかったのだろうと、疑問に感じた人もいると思います。なぜ、一般的な歯科医師はこういう話をしないのか。私はなぜ、こういう本まで書いて伝えようとするのか。その理由につながるからです。

私の父は、小さな会社の経営者でした。幼少のころから父の口癖は、「手に職をつけろ」でした。会社の業績は景気不景気に左右されるらしく、手に職をつければどんな時代がきても食べていける――そうした考えからの言葉だったと思います。そこで私が選んだのが、歯科医師という職業でした。

私が生まれ育ったのは、京都府舞鶴《まいづる》市という田舎町です。新規に歯科医院ができるとすぐに行列ができ、大繁盛する状態でした。歯科医師になることとイコール勝ち組のように、私の眼には映っていました。もともとは、そんな〝軽い気持ち〟で歯科医師を目指したわけです。

昭和63年（1988年）に無事、歯科医師国家試験に合格しました。そのときも私の頭の中にあったのは、「手に職をつけろ」という父の言葉でした。

当時の最新技術は、インプラント、審美《しんび》歯科や歯周病の外科的手術でした。海外から最先端の技術を持ち帰った先生が講師となって、その技術を私たちに教えてくれるというタイプの勉強会が、いたるところで開催されていました。勉強会に出れば出るほど、最先端の技術を使って治療を行う歯科医師が神様のように見えて、ひたすら技術の習得に邁進したものです。それが、歯科医師の中でも尊敬される存在になる唯一の方法だと信じて疑いませんでした。

平成7年（1995年）、満を持しての地元での開業。〃地方でも最先端の治療を受けてもらえる診療所〃という医院理念を掲げました。開業後も、休日は技術系の勉強会に参加し、学び続けました。

いまならわかるのですが、技術を学び続けることには大きな2つの「罠《わな》」が潜《ひそ》んでいました。

1つ目の罠は、自分に厳しくなると同時に、周りにも厳しくなってしまうことです。知らず知らずのうちに、私は歯科医院で働いてくれているスタッフや、患者さんにまで厳しくなっていました。スタッフに対しては、診療の準備不足、もしくはプロ意識の欠如に厳しくなり、患者さんに対しては、「黙《だま》って俺の言う通りにしろ」「俺のやり方が気に入らないなら、ほかへ行ってもらって結構」——言葉にこそ出しませんでしたが、態度や雰囲気が私の心の内を表現していました。

多くの方が、歯科医師に対して「傲慢《ごうまん》である」という印象を持っているという調査結果を見たことがあります。当時の私はまさしく、患者さんから見て「傲慢な歯科医師」になっていたと思います。

学会や勉強会でお会いするとすごく優しく、おおらかで、技術の習得にも熱心なのに、スタッフからの評判がすこぶる悪いという院長先生がたくさんいます。きっと私と同じように、自分に厳しくなり、そして周りにも厳しくなってしまうのだと思います。

それが原因で、患者さんを歯科医院嫌いにさせているとしたら、私たちは大いに反省しなければなりません。日本人の歯科医院嫌いもガラパゴス化現象で、北欧では、歯科医院は嫌なところではなく、むしろ歯科医院に行かないほうが怖いという感覚で、「病気になっていることに自分で気づいていないだけではないのか」と不安になるそうです。

2つ目の罠は、学べば学ぶほど「自分がしていることが絶対に正しい」と思いがちになってしまうことです。自分の学びに妄信《もうしん》的になるのです。

前述したように、私は歯周病に対し、外科的な手術をして治療することに執着《しゅうちゃく》していた時期がありました。そんなときに「内服薬で歯周病が劇的によくなることがある」（歯周内科療法）という話を聞いても、にわかに信じることができず、初めは完全に否定してしまっていました（現在では、重度の歯周病の方には内服薬が第一選択になっています）。

患者さんがよくなることが目的のはずなのに、その手段にこだわりを持ってしまうのです。

このようにして、「2つの罠」にまんまとはまり込み、周りからは傲慢に見え、そして自分の信じる技術を妄信する歯科医師ができあがりました。

当時、多くの歯科医師が私と同じ落とし穴にはまっていたように思います。日本では職人タイプ――器用で繊細《せんさい》、でも頑固《がんこ》なタイプ――が認められるという風土も、傲慢に見える歯科医師を増産した背景にあるのではないか、といまは思っています。

「プラークコントロール」の真実

さて、私がスウェーデンで世界標準の「予防歯科」の情報をしっかりと聞いたのは、2002年ごろのことです。前述のように、治療技術の精度を上げることに没頭《ぼっとう》していたため、私の耳には聞こえてこなかっただけかもしれませんが、多くの臨床歯科医が「予防歯科」を意識し始めたのも2000年ごろからだったと思います。

スウェーデンのイエテボリ大学では、すでに1960年代から長期にわたる膨大《ぼうだい》な調査が始まっていました。ところが日本の臨床歯科医は、まるで鎖国《さこく》時代のように世界から隔離《かくり》されていたようです。

スウェーデンの調査の最大の意義は、虫歯や歯周病などあらゆる口腔疾患《こうくうしっかん》に最も有効なのはプラークコントロールである、と証明したことです。

日本では、テレビコマーシャルで〝プラークコントロール〟というフレーズとともに、歯ブラシに歯みがき剤を大量につけて、歯をゴシゴシするシーンを流してきました。そのため多くの日本人が勘違いをしてしまったのですが、ここまでお読みいただいた読者の方は、もうおわかりだと思います。

本当の意味でのプラークコントロールは、「食べかすとり歯みがき」ではありません。口の中の状態や将来の病気リスクを診断し、歯科専門家と協力して、将来にわたるお口の健康管理計画を立て、病気の原因であるプラークの影響を最小限に抑えるべく、個人ごとに適した口腔ケア、食事、生活習慣改善法を検討・実践し、予防管理をしていく――このように「トータルな歯科の病気予防システム」のことをいいます。

誠に残念なお知らせですが、日本では、このような本来的な意味でのプラークコントロールができる歯科医院はほんの一握りしかありません。

私も、このタイプの歯科医院にしようと頑張った時期もあります。しかし、そのための設備、仕組み、スタッフ教育が必要です。スタッフ教育はうまくいかず、患者さんにもうまく浸透させられず、長期的に続けることはできませんでした。

もしも、あなたの街にこのタイプの歯科医院があるのなら、それは〝宝くじ〟に当たったと思って喜んでもおかしくないくらい幸運なことだといえると思います。

日本の健康保険制度は予防軽視

なぜ、日本にプラークコントロールが定着しないのでしょうか。それは、「健康保険制度」が大きく関係しています。

スウェーデンの歯科医療制度は、日本と同じ国民皆保険です。しかし、「疾患治療および生存に必要な機能回復とともに**予防にも給付する**」ことを前提にしています。

この「予防にも給付する」というところが、日本の保険制度との大きな違いです。日本では、人間ドックが健康保険適用ではないように、「病気ではないもの」には保険給付がありません。そのため、予防歯科を受けようとすると、全額を自己負担しなければならなくなります。

本当のプラークコントロールは「予防歯科」です。日本で行おうとすれば高額な自己負担になります。そして、予防ですから、すぐに目に見える効果が出るわけではありません。日本にプラークコントロールが定着しない最大の理由は、ここにあると私は思っています。

スウェーデンは、「誰もが健康で、人としてあるべき口を有する権利がある」という人権意識をもとに、「本来人間の歯はできる限り手をつけない、できるだけ抜歯しないことが基本であり、その目的のためには病気をつくらないことが最も大切である」という考え方がベースにあります。

具体的には、3～19歳までの歯科予防および治療は無料になります。歯列矯正《きょうせい》も無料でできます。0～3歳は公共歯科医で診察を受けます。20歳になるまでは無料で歯科を受診できます。20歳以上は無料とはならず、保険での自己負担があります。

日本ではほとんど保険が適用されず、高額な自費負担になりがちなインプラント治療も、スウェーデンでは条件が整っていれば健康保険適用です。条件といっても、①歯周病がない状態であること、②インプラントおよび周囲の粘膜も自分の歯としてしっかり手入れをすること、③インプラント治療を受けたら必ず定期検診を受けること、という3つだけですから、日本では考えられないハードルの低さです。

高額医療費を払えず起こった不幸

これ以外の国、たとえばアメリカはどうでしょうか。

2014年にアメリカ版の国民皆保険制度を目指す「オバマケア」がスタートしましたが、もともと日本やスウェーデンのように国民皆保険ではなく、自分で民間保険会社の健康保険に加入する必要がありました。民間の保険会社に加入しても、医療保険料も高額なので、医療保険に加入している人は全体の6割程度にとどまっていたようです。

「お金のない人は、よい治療が受けられなくて当然」というシビアな考え方が一般的で、そのため「医療格差」がとても大きい国でした。治療費も非常に高く、アメリカでは1本の歯を治療するのに軽く10万円は超えます。虫歯になると高額な治療費を払わなければならないということをみんなが知っているので、予防歯科の意識は高く、歯科の知識（デンタルＩＱ）も高めです。

「オバマケア」はスタートしたものの、保険料の高騰、国家財政負担増などを理由に、廃止をもくろむ人たちもたくさんいるのが現状です。しかも、高額な医療費はそのままの状態が続いているようですから、アメリカの抱えてきた問題は改善されないままです。「病院にかからないように予防しなければならない」という切実な意識は、きっと今後も変わらないと思います。


スウェーデンは、19歳まで予防歯科を無料で受けられる。

アメリカは、医療費が高額だから歯を大切にする。


アメリカでは、経済的な事情から、歯が痛くても歯科医院に行けない人がたくさんいます。人口3億のうち1・3億人になるともいいます。

低所得者は治療費を惜《お》しみ、通院せず治療しないままで死亡するケースもあります。2007年には、メリーランド州に住む12歳の少年が虫歯を放っておいたため、脳感染で死亡したという例がありました。

理想的に見えるスウェーデンも、20歳以上は予防歯科が無料でなくなりますから、同じように経済的事情で歯科医院に行けなくなる人がいます。

こういうことが、世界各国で数えきれないくらい起きているのです。

その点において、日本の国民皆保険制度は優れています。虫歯や歯周病になっても、世界的に見て圧倒的に安い治療費で歯科治療を受けることができます。しかも現在は、自己負担割合の上昇で原則３割負担になっていますが、１９８８年までは自己負担ゼロで歯科治療を受けることができたのです。

当時は、〝虫歯洪水〟時代。歯科医院も少なく、待合室は患者さんであふれていました。歯科医師は傲慢で、痛みがなくなれば歯科医院から足が遠のきます。また痛くなってがまんできなくなったら、歯科医院に飛び込んで治療してもらう……。

日本の国民皆保険は、世界に誇れる保険制度であることは間違いありません。しかしながら、その反面、その優れた制度のせいで国民の健康軽視、予防軽視の文化をつくることにつながってしまったことも否めません。

世界では１９７０年代には〝プラークコントロール〟が大切だと証明され、予防歯科にシフトしていったのに、日本ではその後10年も20年も、そして現在も、歯科医院は歯科治療中心のままなのです。それどころか、前述したようなガラパゴス化が進んでいってしまったのです。

歯科検診が虫歯をつくる⁉

日本の歯科のガラパゴス化ということで、もう一点お伝えしなければならないことがあります。それは学校歯科検診についてです。

私が子供のころは、6月ごろに学校歯科医師が小学校に来て、歯科検診が行われていました。その後、担任の先生から治療勧告書を受け取り、夏休みが終わるまでには治療を終了し、その勧告書を担任に提出する、という流れでした。治療勧告書を提出しないと、「終わりの会」で名前を呼ばれてしまいます。

「森君、歯医者さんの治療勧告書を早く提出してください」

いつまでも名前を呼ばれたり、担任の先生に怒られたりするのが嫌だから、しぶしぶ歯科医院に行った、という記憶があります。虫歯洪水時代に、明らかな虫歯を勧告し、治療を促したという点では、学校歯科検診にも意味があったと思います。


しかし、実はこうした学校歯科検診こそが大量の虫歯をつくる原因だったとしたら、どうでしょうか？

虫歯というものは、突然できるものではなく、「穴が開くかな」「元に戻ろうかな」という間を揺らぎながら、結果的に、歯に穴が開いた状態のことをいいます。その揺らいでいる状態、言い方を換えれば、少し歯が軟らかくなった状態で、放っておけばまた元のように硬い歯になったかもしれないときに、学校の歯科検診で、虫歯をチェックする針（探針）で検査する――。これが実は、歯が虫歯になるように〝とどめ〟を刺すような行為だったのです。

歯科検診の現場には、デンタルミラーと同じ数の探針が用意されていました。熱心な学校歯科医ほど「よし、子供たちの虫歯が小さいうちに見つけるぞ」と入念に探針を使い、歯を検査しました。そして、プスッと穴を開けて「はい虫歯」という感じで、虫歯を増産していたのです、そうとは気づかずに。

１９７０年代にスウェーデンではすでに、虫歯は歯の揺らぎの結果であり、その揺らぎを健康な状態に戻すことが大切である、との考えのもとに歯科予防が行われていたことを思うと、相当なガラパゴス化です。

１９９５年にＣＯ（シーオー）、ＧＯ（ジーオー）という考え方が導入され、「虫歯は揺らぎのプロセスの結果にすぎない」という考え方が、やっと日本の学校歯科にも入ってきました。ちなみにＣＯとは、虫歯になるか健康な歯に戻るかの揺らぎの状態、ＧＯは歯肉炎になるか健康な歯肉になるかの揺らぎの状態です。

ただそのころはまだ、学校歯科医の中にＣＯ、ＧＯという概念が浸透しておらず、２００３年ごろに学校歯科の現場で「探針」の使い方についての注意事項が出ました。私も学校歯科医師をしていましたが、正直にいってその当時、

「えっ、探針使っちゃいけないの？」
「どうやって診断するの？」
と感じたことを覚えています。それまでは、むしろ探針を使ってしっかり診《み》ることが誠実な歯科検診であると信じていたからです。

虫歯になったら絶対に治らない！

さて、歯科検診で虫歯アリの「治療勧告書」をもらいます。しぶしぶ歯科医院に行って、虫歯を治療してもらいます。歯科医院では「治療終了」というサインをもらい、「また悪くなったら来てください」と言われます。そして次の年の6月ごろ、歯科検診でまた虫歯が見つかり、治療をします。

これを繰り返して「治療済」の歯が増えていきます。

ここで残念なお知らせですが、一度虫歯になって穴が開いた歯が治ることはありません。「治る」とは、「風邪が治る」「ケガが治る」というように、病気やケガがよくなって、元の状態に戻ることを指しています。

ところが、なぜか歯だけが、人工物と置き換えることを「治る」といっています。虫歯で穴が開いたところ、感染したところを人工のもので置き換える、というのが正確な表現のはずです。

一度歯に穴が開いたら、絶対に治りません。

「虫歯が治る」とは、雨漏りしている屋根に、とりあえずトタンをはって応急処置をした――せいぜいこういうイメージです。そして問題は、〝なぜ雨漏りしたのか〟ということなのに、応急処置だけをしている。しかも、それを「治った」と表現しているのです。

話は元に戻ります。

学校歯科検診で「探針」を使ってプスッと穴が開いたとします。そして虫歯という診断が下ります。「治療勧告書」が発行され、歯科医院に行きます。治療が終了したら「はい、治りました」と言われます。歯科医師が「はい、治りました」と言うものだから、あなたは完全に元に戻ったと考えます。

もう痛い思いをしたくないので、「虫歯にならないでおこう」と心に決め、頑張って歯みがきをします。学校や歯科医院では「3・3・3運動」が推奨され、歯みがきが虫歯予防に最重要なことだと考え、その実、歯みがきの仕方が虫歯予防にあまり効果的でないなどとは夢にも思いません。

そして、だいたい5～7年で、雨漏りを修繕したトタンがはがれてきます。今度はもっと大がかりな工事が必要になります。

これを繰り返し、3回目くらいの修繕のときには、家でいえば大黒柱にあたる〝歯の神経〟をとってしまいます。大黒柱のなくなった家は、その基礎の部分の負担に耐えられなくなるか、家自体が崩壊していきます。歯も同じようにして、5〜7年ごとに再治療を繰り返し、初めて虫歯と診断されてから30〜40年後には、抜け落ちてなくなってしまいます。

本当に大切なのは、まず初めに穴を開けないこと。不幸にも穴が開いてしまったなら、修繕すると同時に、なぜ穴が開いてしまうほど刺激し続けてしまうのか見つめ直し、改善することなのです。

日本では、腕のいいトタン職人のような技術を持った人が名医といわれ、スウェーデンでは、雨漏りする前に、その危険性を発見し、刺激を少なくする人を名医といいます。

スウェーデン人で神経の治療を受けた歯は一人あたり1・6本、対して、日本人は16本あります。そして、一度治療したところの再治療は、スウェーデンでは2回程度、日本では4〜5回です。決して、スウェーデンの歯科医師の腕が日本の歯科医師より上ということではありません。むしろ、手先の器用さという点では日本人のほうが上でしょう。虫歯に対する考え方の違いなのです。

日本では、虫歯は小さいうちに見つけて早めに治療する、という考え方です。ところがスウェーデンでは、見つけるのは虫歯ではなくリスク（虫歯になる危険性）という考え方なのです。

多くの先進国は、スウェーデンの成功を知って予防歯科に舵《かじ》を切りました。日本の歯科が予防の考え方を取り入れ始めたのが２０００年ごろ。実に30年もの遅れです。この間、学校検診の場で虫歯を増産してきたのです。

歯科健診では診断できない

さて、現在の学校歯科検診はどうなっているのでしょうか。

学校歯科検診は、いつの間にか名称が「学校歯科健診」に変わっており、「検査」の「検」から「健康」の「健」になっています。その学校歯科健診マニュアルには、「学校における健康診断の考え方」として、

①子供の成長の状況を把握すること
②潜在する疾病《しっぺい》を早期に発見して適切な処置を講じること
③生涯の健康のための教育効果を高めることが目的であり、健康であるかどうかふるい分けることを目標としたスクリーニングであり、医学的な立場からの確定診断を行うものではない

となっています。私の理解力が乏《とぼ》しいのか、何度読み返しても、この健康診断の考え方が理解できません。

スクリーニングが「病気のある子」「病気のない子」「病気があるかどうか怪《あや》しい子」に分けるという意味だとしたら、その子にとってすべての歯を健診する必要があるのだろうかと感じてしまいます。むしろ健康教育のほうが大切だと思うのですが、学校歯科医師に対しては努力義務的な感じです。

学校歯科医師は、そのほとんどが開業歯科医師です。自分の歯科医院経営だけでもたいへんなときに、学校へ行って健康教育ができる歯科医師がどれほどいるのか、はなはだ疑問を感じます。そもそも歯科医師は「人に教える」というスキルをまったく習っておりません。健康教育の方法がわからない歯科医師がほとんどなのです。

ただ、健診がまったく無意味だというつもりはありません。統計学的な意味はあると思います。

以前の「治療勧告書」も、いまでは「お知らせ」に変わっています。確定診断が行えないのですから、治療の勧告もできないのは当然のことです。しかしながら、それが「治療勧告書」ではないと保護者に伝わっていないことが多く、私のように子供のころ「治療勧告書」で嫌な思いをした保護者は、その「お知らせ」の紙を持って歯科医院を受診します。それがまたトラブルの元になったりもします。

なぜか保護者は、かかりつけ医の診断よりも、「健診結果のお知らせ」のほうを重視します。しかし、かかりつけ医の診断よりも、学校歯科健診の結果のほうが正確ということはありえません。なぜなら、**学校歯科健診は医学的な立場から確定診断をするものではない**からです。

ここで整理をしておきます。

学校歯科検診は虫歯洪水時代の大昔に、個々の児童に対して虫歯を告知して治療を促したという点でものすごく意味がありました。しかしながら、学校歯科検診の場で、初期虫歯を完全なる虫歯に増産していたというマイナス面も明らかになってきました。現在の学校歯科健診は、定期的にかかりつけ歯科医院に通っている児童にとっては個別診断の意味はなく、全体の統計データ把握のために意味があるしくみに変わりました。

このように理解したほうがよさそうです。

銀歯が体を蝕んでいる可能性

私の息子は、重度のアレルギー体質です。人工の添加物や香料に対して強いアレルギー反応が現れます。

たとえば、少しにおいのついた消しゴムが体に触れると全身にじんましんが出ます。お化粧の濃い方が近くを通ると、体をかきむしり始めます。そんな体質なので、絶対に虫歯にさせてはいけないと本当に気をつけました。虫歯になったら、歯に詰める材質に対してアレルギー反応を起こすかもしれないからです。

そんなことがきっかけで、予防歯科の大切さを学び、歯に詰める材質についても興味を持つようになりました。いろいろ調べていくと、ここでも日本の歯科のガラパゴス化現象があることに気がつきました。それは、歯に詰める「銀歯」についてです。日本の歯科治療でよく使用されてきた銀歯には、大きく分けて「パラジウム合金」(金やパラジウムの合金)、「アマルガム」(歯科用水銀)の2種類があります。

パラジウム合金は、口の中のアレルギー報告が多い金属で、アレルギー体質の方には不向きな歯科用金属です。よく、ネックレスやイヤリングで肌がかぶれるアレルギー症状を訴える方がいますが、そういう人には不向きな金属です。

そしてアマルガムは、スウェーデンでは妊婦に使うことが禁止されています。デンマークやイギリスでも、歯科治療にアマルガムを使用することが禁じられています。アマルガムは安価で、歯の神経に対する刺激もほとんどなく、軟らかくて固まりやすく、扱いやすい材料であることから、以前は多くの国で歯科治療の材料として使われてきました。しかし、その安全性に疑問が出てきたため、1990年代には世界的に歯科材料としては使わなくなってきています。

アマルガムは軟らかいだけでなく、蒸発しやすいという特徴があります。口の中にあるアマルガムは、噛《か》むたびに唾液の中に溶け出し、水銀蒸気として肺に入ります。そして、肺から血液といっしょに全身に回り、影響を及ぼす可能性があるといわれています。口の中だけではなく、全身で症状が現れます。そういうことがわかってきたので、世界では使用が禁止される流れになっています。

実際、私もアレルギーの勉強会を受けたあと、歯科医院のスタッフの口の中のアマルガムを除去したところ、全身のアレルギー症状が消失したという治療経験があります。また患者さんの中にも、「掌蹠膿疱症《しょうせきのうほうしょう》」という手足の皮膚がガサガサになる病気が明らかに改善したという方がいました。アレルギーのほかにも、全身の倦怠《けんたい》感、舌のざらつきなどの症状が出て、ひどくなると心臓病や血管障害、自閉症等の原因になるという先生もいます。口の中に詰めるアマルガムは、本当に怖いものだと実感しました。

日本でも、2001年に民主党の櫻井充《さくらいみつる》議員が、歯科用水銀アマルガムに関する質問主意書を提出して、国会で質問しています。NHKや民放テレビでも、歯科用アマルガムによる金属アレルギーの問題を扱っています。健康保険制度では、歯科用アマルガムは水俣病を発症するような有機水銀ではなく、無機水銀だから安全だとする説を支持していたようですが、臨床をしているとどうも安全性に疑問があると感じずにはいられませんでした。やはり、というべきなのか、本書の執筆中、平成28年度診療報酬改定があり、平成28年4月以降、歯科用アマルガムは使用できなくなりました。

いずれにしても、学べば学ぶほど、わが子の口の中に入れる歯科材料はない、と感じたものでした。

ちなみに、ほとんどの歯科医は、自分が治療を受ける場合、ゴールドかセラミックの歯を入れています。健康面や耐久性など総合的に見て、口の中に入れるのに害が小さい材質だからです。ただし、残念ながらこれらの素材は、保険治療には適用されません。

歯科治療費は本当に「高い」か？

もう一つ、日本の歯科のガラパゴス化の話をします。それは診療報酬です。

あなたは、歯科の治療費に「高い」というイメージをお持ちではないでしょうか。しかし、日本の歯科医師からすれば、これはまったく違う意見なのです。日本の国民皆保険制度は、すべての国民が手厚くカバーされている素晴らしい保険です。でも、歯科医師が受け取る診療報酬は、世界的に見てもかなりのガラパゴス化が進んでいます。

一例として、先進国の歯の根の治療にかかる費用をあげてみます。

アメリカで1本の歯の根の治療費は10万8000円です。対して日本は5800円。20倍近い差があります。そのほかの先進5ヵ国の治療費の平均は5万5500円で、日本の治療費と9倍近い差があります。これは、根の治療に限ったことではありません。ほかの治療でも同様の格差があります。

常に学び続けている歯科医師は、大きなジレンマを感じています。学べば学ぶほどいろいろな投資が必要になり、治療の時間もかかるようになります。

歯の根の治療は、世界標準では「マイクロスコープ」というものすごく大きな拡大鏡を使います。目で見るよりも何十倍も大きく見えるので、治療の精度も上がります。ところがこのマイクロスコープは、ものすごく高額なうえに、治療の時間もかかってしまいます。

時間もお金も体力もかけて技術を学んで、高額治療機器を購入して、時間をかけて治療をしても、診療報酬額は同じなのです。しかも、学べば学ぶほど、海外の診療報酬額との格差の情報が入ってくるようになります。

スウェーデンは日本と同じ国民皆保険制度ですが、診療報酬は歯科医師が自分で決めることができます。一方、日本の国民皆保険制度は、国が決めるポイント制です。

つまり、歯科医師がいくら自分の腕を上げても、治療費（技術料）を自分では決められないのです。患者さんは、保険医療機関であれば、どこの歯科医院でも定額の治療費で歯科治療を受けることができます。

その結果、学び続けている歯科医師の歯科医院は流行っています。設備も整っていますし、治療後の経過もよいので流行って当然です。「流行っているからいいじゃないか」と思われるかもしれません。

しかし、ここにジレンマが発生します。保険医療機関である以上、たとえキャパシティーを超えて流行っても、訪れる患者さんをお断りすることができません。結果、患者数が多くなりすぎて、せっかくみがいた最先端の技術を使う余裕すらなくなってしまうのです。これは、どこでも誰でも安心して治療を受けることができるという素晴らしい健康保険制度だからこそ起こる問題です。

学び続けている歯科医師のジレンマは、結局のところ「投資」がまったく報われない、ということにあります。

「いやいや、医療なのだから投資という発想はおかしい」という指摘は、ごもっともです。もともと医者は、病院経営など考えずともよいくらいの恵まれた職業でした。しかしながら、昨今の医療保険事情で、特に歯科は、経営についてしっかり考えないと倒産してしまうような時代になっています。患者さんのために最高の治療を追求しても、肝心の歯科医院が倒産してしまったら、その最高の治療は提供できず、患者さんは治療を受けられなくなってしまうのです。

さて、今後、医療費はどうなっていくのでしょうか。現在の日本の国民医療費は40兆円を突破し、高齢化でさらに膨張《ぼうちょう》する見通しです。財政健全化のため、削減の方向に議論されていくことは間違いないでしょう。その中で、歯科医療費はどうなるでしょうか。

歯科医師の間では、数年前から「補綴《ほてつ》はずし」があるのではないかとささやかれています。「補綴」とは、入れ歯やブリッジ、冠《かんむり》（「被せもの」のこと）のことです。歯の神経をとったり、抜歯をしたりという治療には健康保険を使えますが、被せるのは保険がきかなくなるのではないか、といわれています。

実はこれには根拠があって、先進国の中で、歯科治療に対する100パーセントの給付がなされているのは日本だけなのです。

EU周辺圏内の国でも、歯科治療費の給付率が100パーセントなのはスペイン、ポーランド、トルコの3ヵ国だけで、ほかの歯科先進国の給付率はむしろ低い傾向にあります。「補綴」は歯科医療費の4割強を占め、また、痛みや腫《は》れといった急性症状の処置ではないため、「補綴はずし」が検討されているのではないかということです。

「補綴はずし」になった場合、いままで健康保険で患者さんの自己負担が3000〜5000円だったところ、おそらくその3〜10倍の負担になるでしょう。そうなると、歯科医師の間でも、補綴に関して価格競争の原理が働いてくるようになるでしょう。

これには良い面も悪い面もありますが、しかし、患者さんの自己負担金が増えることだけは間違いありません。

そういう時代になったら、補綴が必要にならないように、口のケアをしっかりすることが経済面においても大切になってくるということは知っておいてください。

歯科医院の予約時刻が遅れる理由

「4時から大事な会議があるから3時に予約したけど、3時半になっても名前が呼ばれない。どうしよう……」

こんな経験をしたことはないでしょうか。どうして歯科医院の予約は守られないのか。「治療には時間がかかるし、ずれ込むこともあるんじゃない？」というのは、〝間違い〟です。

「完全予約制」「初診随時」という歯科医院の看板を目にしたことがあると思います。「完全予約制」と「初診随時」を両立させようと思うと、通常の予約診療で使う診療台のほかに、初診用の診療台、初診用の人員の確保が最低限必要になるはずです。歯科医師も、初診の方のために待機しているということが絶対条件であるはずです。

ところが残念ながら、開業歯科医院でこの体制を整えているところはほとんどないと考えていいでしょう。ではなぜ、「完全予約制」「初診随時」という看板を出している歯科医院が多いのか。それは歯科医院が薄利多売の業態で、多くの歯科医院は、一度に多くの患者さんを同時に診ないと経営が成り立たないからです。

日本の歯科治療費と世界の治療費とのギャップについては前述しました。実は、日本の歯科医師の多くは、この治療費のギャップを、たくさんの患者さんを同時に診ることで補っていたのです。また、その低い診療単価の中で、初診の患者さんは加算点数があり、比較的単価が高くなります。つまり、歯科医院側からすると「初診の患者さんはありがたい」のです。

初診で歯科医院に行く場合、一般的な街の歯科医院での診療の流れはこんな感じで進みます。まず、待合室で簡単な問診票を記入します。全身の健康に関する質問に続き、来院動機（主訴）、最後に、「保険治療を希望しますか、それとも自費治療にしますか」と質問する項目があります。記入を終えて、待合室で待っていると名前を呼ばれ、いきなりレントゲン撮影になります。診察台に座らされて、待っていると歯科医師が現れ、レントゲンを見て一言二言説明します。あなたは〝まな板の上の鯉《こい》〟の状態で、歯科医師の話を聞きます。このようにして、治療が始まります。

歯科医師はどう思っているかというと、「保険治療希望」のところに〝〇〟がついていると、「薄利多売モード」に入ります（もちろん、歯科医師全員がそうなるわけではありません）。自分の技術での治療時間はだいたいわかっているのですが、説明や相談の時間は読めません。そして、歯科医師はあまりコミュニケーションが得意でないことがあります。患者さんも、緊張して歯科医師のいいなりになりがち。そうした事情が相俟《あいま》って、いきなり治療が始まります。

その結果、あなたは、「なんの説明もなくいきなり治療された」と不満を感じるわけです。

ここに、あなたと歯科医師の考えの大きなズレが生じます。**あなたは、保険で十分な治療が受けられると思っている。ところが歯科医師は、保険の診療単価では、薄利多売、体力勝負だと思っている**のです。

患者さんの気持ちはよくわかります。年々上がる健康保険料。自己負担割合もどんどん増えています。なにかあったら保険治療を受けることは当然の権利、と考えても不思議ではありません。なんといっても、そのために毎月、健康保険料を支払っているのですから。

ここで、なぜ歯科医院の予約は守られないかという話に戻ります。

歯科医師の「完全予約制」は、ほとんどの場合、患者さんの利便性のためではありません。「歯科医師側の効率」を重視してつくられているのです。同じ「予約」という言葉ですが、レストランや美容院の予約とは違う、と受け止めたほうがよいでしょう。

一度虫歯になれば、治療しても便宜《べんぎ》的に「治った」といっているにすぎず、本当に「歯が治る」ことはありえない、という話はすでにしました。歯科医院の「完全予約制」「初診随時」

も、その言葉通りではないものの一つです。「完全予約制」と「初診随時」は両立しえないのです。

「完全予約制」だけ、ということならありえますが、自費治療中心の歯科医院、もしくはよほどのスポンサーがついている場合でないと歯科医院経営が破綻《はたん》してしまいます。

さて、患者の立場で、予約時刻を守る歯科医院をどう見分ければいいでしょうか。

まずは「完全予約制」と「初診随時」という矛盾《むじゅん》する表示がないことです。そのうえで、当日急に電話で予約を取るときに「本日○○時までにお越しください」、そのあとに「予約の患者さんが優先されますので、待ち時間が発生します」というアナウンスがあるかどうか。これである程度、判断できます。

キシリトールで虫歯になる⁉

「キシリトールで虫歯予防」

テレビコマーシャルなどでよく耳にする言葉です。これだけ聞けば、「すべてのキシリトール配合商品に虫歯予防効果がある」と思ってしまっても不思議ではありません。

虫歯予防効果があると思って、子供にキシリトール入り商品を食べさせていたお母さん。

禁煙の口寂《さび》しさを紛《まぎ》らわすためにキシリトール入り商品を食べ続けたトラックの運転手さん。
口臭予防のために食後にキシリトール入り商品を食べていたＯＬさん。

残念ですが、スーパー等で買ったキシリトール入り商品の中には、食べ続けると虫歯になるものがあります。

キシリトールは虫歯を起こさず、予防効果もある素晴らしい甘味料です。しかし、すべてのキシリトール配合商品に虫歯予防効果があるわけではありません。

キシリトール１００パーセント配合のガムであれば、虫歯予防効果も期待できるでしょう。でも、スーパー等で売っているキシリトール入りガムのほとんどが、30～70パーセントです。50パーセント以下では、ほとんど効果がありません。また、キシリトールといっしょに砂糖を代表とする糖類が入っている場合、その糖類が虫歯になることを抑える能力はなく、キシリトールが95パーセントでも砂糖が５パーセント入っていれば虫歯になります。

歯科医師から見て、虫歯予防としてキシリトールを使うときの注意点は、大きく３つあります。

①キシリトールが50パーセント以上含まれていること

キシリトールガムなどのパッケージについている成分分析表を見てください。たとえば、〈炭水化物16・３g、関与成分キシリトール７・０g〉などと書いてあったりします。この場合、キシリトール含有量はキシリトール（g）÷炭水化物（g）×１００で計算しますから、７・０÷16・３×１００＝42・９パーセントで、キシリトールの含有率は「42・９パーセント」ということになります。

キシリトールは、一日５gとらないと効果はありません。するとこのガムは、一日で５／７パックとらないと効果がなくなり、非効率です。

こういう商品があった場合、キシリトール入りをうたっていても、虫歯予防効果はほとんど期待できません。虫歯予防効果を期待するなら、歯科医院専売でキシリトール１００パーセントの商品を購入するほうが安価で効率がよいということになります。

②糖質が入っていないこと

次に、成分分析表で糖質の表記がゼロパーセントになっていること。キシリトールが１００パーセントなら夜寝る前に食べても安心ですが、糖質が入っていれば、寝る前に食べると虫歯になります。

歯に信頼マーク

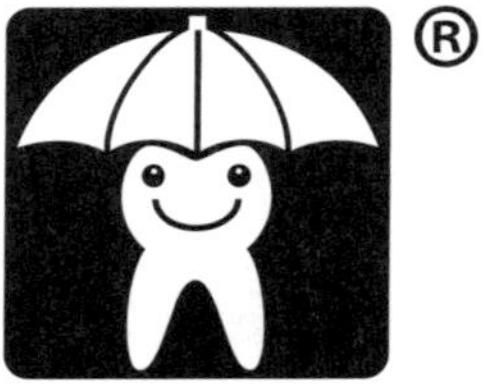

③酸性物を含まない

口の中に酸性のものが入ると、歯が溶け出す「脱灰」という状態になります。クエン酸や果汁入りなどは酸性になりますので、注意が必要です。

しかし、いちいち成分分析表を見て、計算しながら商品を選ぶのは面倒です。スーパーで買うなら、虫歯予防目的の特定保健用食品表示（いわゆる「トクホ」）の商品、もしくは「歯に信頼」マーク（右上図）のついた商品を目安にするとよいでしょう。

「歯に信頼」マークは、日本トゥースフレンドリー協会という日本の口腔保健の推進を目的とした任意団体が厳しい認定基準を設けて、「虫歯になりにくい」と評価された商品にだけついています。原料の一部に虫歯予防効果があるかどうかということでなく、その商品全体を評価します。トクホマークがついている商品も、「虫歯予防目的のトクホ」でないと虫歯になる可能性がありますので、注意が必要です。

また、歯科医院専売のトクホのキシリトール商品を出しているメーカーも、歯科医院専売用とスーパー等での販売用とで、キシリトールの含有量が違います。「歯科医院で売っていたメーカーのものが、スーパーではずいぶん安く売っていた」と勘違いをしがちですが、一般流通の量販品はキシリトールの含有比率が低く、相当量摂取しないと虫歯予防効果が期待できません。

結局のところはやはり、少し高く感じるかもしれませんが、歯科医院でキシリトール100パーセントの商品を購入することが、費用を抑え、虫歯予防効果を期待するうえでは確実です。

キシリトール100パーセントの商品なら、タブレットやチョコレートであっても虫歯予防効果が期待できます。また、日本臨床歯周病学会認定医の金崎伸幸《かなさきのぶゆき》先生（愛媛県松山市開業）によれば、就寝前にキシリトール100パーセントのチョコレートやタブレットを食べると、就寝時に爆発的に増える細菌の増殖を抑える効果があるとのことです。

キシリトールは、虫歯予防効果のある素晴らしいものです。しかし、キシリトール入り商品のすべてに虫歯予防効果があるわけではなく、虫歯になってしまうものもある――とても大切なことなので覚えておいてください。

スポーツ飲料は糖分過多の嗜好品

次ページの写真を見てください。これは、小学生のころから歯列矯正で竹屋町森歯科クリニックに通っている中学生の口を撮影したものです。

中学校に入学し野球部に入りました。中学生になってから、上の前の歯ぐきが腫れるようにな

スポーツ飲料の飲みすぎで歯間に隙間があいた中学生

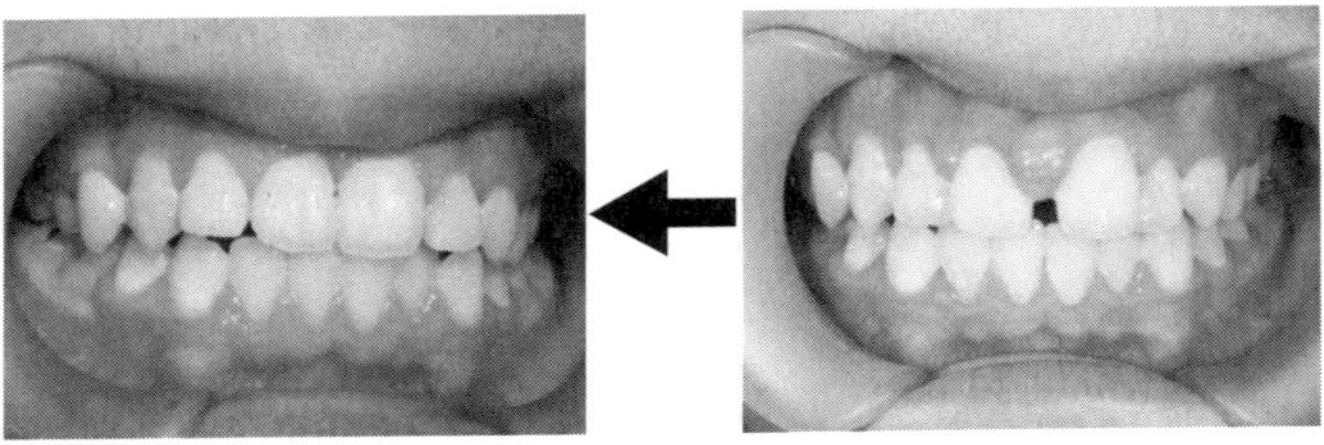

りました。いくら矯正で治しても、歯ぐきが腫れて真ん中の歯の隙間があいてきます（写真右）。歯みがきの仕方は上手ではありませんが、最低限の歯垢はとれています。

最初は、部活動の練習がきつくて口呼吸になっているのではないかと考え、呼吸の指導をしました。しかし、いっこうによくなりません。

「もしかしたら」と思い、スポーツ飲料を常飲していないか尋ねてみました。するとやはり、毎日1リットル以上飲んでいるという返事でした。学校の先生から、「水ではなくスポーツ飲料を飲むように」と指導があったということでした。この患者さんは、スポーツ飲料を水に替えてから歯ぐきの腫れがなくなりました（写真左）。

おそらく、熱中症などの危険から生徒を守るための指導であると思いますが、あまりにも危険です。スポーツ飲料は、含まれる砂糖がきわめて多いからです。

▶スポーツ飲料の正体

	ナトリウム (mEq/L)	カリウム (mEq/L)	糖　質
医療用経口補水液	75	20	ブドウ糖２％
スポーツ飲料	21	5	砂糖６％

あなたの体の中を流れているブドウ糖はどれくらいかご存じですか？

糖尿病でない正常な方で角砂糖1個（４g）程度。血糖値が２００mg／dlの方でも角砂糖２個分のブドウ糖です。これに対し、スポーツ飲料５００mlのペットボトルに含まれる糖は、角砂糖７・５個分です。ペットボトル1本分のスポーツ飲料に入っている糖は、体の量の実に７・５倍。それも、ブドウ糖ではなく砂糖です。この異常な状態がおわかりですか？

砂糖はとりすぎると〝毒〟になります。オランダの首都、アムステルダムの公共衛生局長は、

「砂糖は、アルコールやたばこと同じような麻薬だ」

「砂糖を摂取すると、空腹感が収まったあとでも、さらに摂取したくなる。卵であればある程度で食べることを止めることができるが、食品産業はこのメカニズムを悪用し、食品を必要以上に甘くしている」

と警告しています。

この同じ構図が、日本のスポーツ飲料市場にもあるように思います。

経口補水液の基本は、ブドウ糖２パーセントです（『子どもの食事』

根岸宏邦著、中公新書、２０００年）。この濃度が高くても低くても吸収速度は低下します。しかし、日本のスポーツ飲料には、その2〜3倍の濃さである、６パーセント前後の糖質が入っています。きっと甘いほうが売れるのでしょう。しかもブドウ糖ではなく、砂糖や異性化糖（果糖ぶどう糖液糖）です。

スポーツ飲料の糖質濃度を2パーセントに近づけるために、「3倍に薄めて飲んだほうがよい」と主張する人もいます。そうなると、「そもそもスポーツ飲料は必要なのか」という問題になってしまいます。

おそらく多くの方は、「スポーツ飲料は、熱中症や激しい運動により失われた電解質の補給のために必要だ」と思っていることでしょう。しかし、ＷＨＯ（世界保健機関）の提唱する経口補水液は、ナトリウム 75mEq/L、カリウム 20mEq/Lです。日本のスポーツ飲料の中で比較的電解質が多いものでナトリウム 21mEq/L、カリウム 5mEq/Lです。もともと意外と少ないのです。その少ない電解質を3倍に薄めると、補水液の意味がなくなってしまいます。

日本のスポーツ飲料は、そのまま飲むと糖質過多、薄めると肝心の電解質がほとんどなくなってしまう、ということになります。

最近は、「カロリーゼロ」「糖質オフ」という商品も出ていますが、そもそもスポーツ飲料は、浸透圧が体液や血液に近いため速く吸収される、というのがウリです。その配合バランスは糖と電解質の調整ですが、糖として人工甘味料を使ってしまうと、浸透圧の調整ができず、スポーツ飲料としての働きができなくなって〝単なる、飲みやすい甘い飲み物〟になってしまいます。失われた水分やミネラルを効率よく補給してくれる飲み物というイメージに反して、実際のところは「糖分過多な嗜好品《しこう》」でしかないのです。

歯科医院には、スポーツ飲料の習慣的な摂取が虫歯や歯周病の原因になっていると思われる患者さんが毎日のように訪れます。このような現状が、歯科医師として残念でなりません。

スポーツには麦茶と梅干しで十分

スポーツ飲料が、「体にいい」と思ってしまう大きな理由の一つに、学校の先生、そして小児科の先生にすすめられるから、ということがあるようです。

「熱を出したとき小児科の先生にスポーツ飲料を飲むように言われて、それからずっと飲んでいます」と言うお母さん。

「クラブ活動では水をとってはいけない。必ずスポーツ飲料を飲むように」と顧問の先生に言われて、日常的にスポーツ飲料を飲むようになった中学生。

熱中症対策として、スポーツ飲料を常飲する高齢者。

こうした方が、たくさんいます。

学校の先生やお医者さんがすすめるのだから、信じて当たり前です。

しかし、日常的にスポーツ飲料を飲んでいると、やがて口だけではなく全身を蝕《むしば》みます。たとえば、糖尿病予備軍の方が運動を始め、「スポーツ飲料は体にいいはずだ」と思い込んで常習的に飲用すると、確実に糖尿病リスクを高めます。スポーツ飲料は、前述したように、あくまで糖分過多の嗜好品でしかありません。砂糖は、多量に摂取すれば中毒性のある毒になります。「スポーツ飲料は体にいいものだけど、虫歯をつくってしまう」という認識の医師や歯科医師は多いのですが、実は体にもよくないのです。

嗜好品であるとわかっていて飲むのはいいと思います。しかし、「体にいいはずだ」との思い込みで飲み続けると、反対に体を壊《こわ》してしまいます。

さて、スポーツ飲料のリスクを指摘するだけでなく、それでは、「補液」としてどのようなものがよいかということもお伝えしなければなりません。

電解質濃度、糖質の量、pHなどを考えると、経口補水液（ORS）が適当ではないかと考えます。これは、水に電解質を加え、吸収をよくするために少量のブドウ糖を加えています。ORSは電解質がバランスよく含まれています。糖質は砂糖ではなくブドウ糖です。pHも弱アルカリ性で、虫歯や歯周病のリスクもほとんどありません。

ただ、一つ問題が。〝まずい〟のです。〝まずい〟と売れません。これが、ORSよりもスポーツ飲料が市中に出回っている「本当の理由」ではないかと推察します。

ORSで注意が必要なのは、市販のORSの中には、この問題を解決するためにクエン酸が入っているものが多い点です。クエン酸が入ったものを常飲すると、口の中が酸性に傾き、虫歯のリスクが高まってしまいます。


以下は、私にスポーツ飲料についてご教示くださった、大阪市開業の歯科医師・豊田《とよだ》裕章《ひろあき》先生、京都・福知山市開業の杉岡真一《すぎおかしんいち》先生がまとめられた考察です。ここで紹介します。

①激しい運動をしているとき以外は、水分補給だけで十分である
②スポーツ飲料を薄めると、糖質濃度は適切になるが、電解質濃度も薄まるので効果が小さい
③激しい運動をして脱水が心配される場合は、ORSを飲用する
④ORSは糖質がブドウ糖で、弱アルカリ性なので、虫歯のリスクが小さい

ほかにも、安全な経口補水液は、自分でも簡単につくることができます。

・５００mlのペットボトルの水
・食塩１・５g
・ブドウ糖10g（５gのスティック２本）
・重曹１g（ふくらし粉）
・レモンかオレンジの搾《しぼ》り汁少々

これでつくれば、これまで指摘したさまざまな問題を回避することができます。

また、もっと簡単な方法もあります。国立モンゴル医科大学歯学部客員教授である岡崎好秀先生いわく、「普通のスポーツなら〝麦茶〟に〝梅干し〟で十分です」。たしかに、麦茶と梅干しなら、虫歯も糖尿病も心配ありません。

いずれにしても、あなたのお子さんやお孫さんがクラブ活動等で、スポーツ飲料を常飲しているのなら、それはものすごく危険なことです。どうぞ大切な人に、この事実を伝えてください。

第４章　寝たきりにならないための歯科医からの大胆な提案

予防歯科で人生の最後が健康に！

人生の晩年の約10年間、介護を受けて生活するのが当たり前になっている日本が元気を取り戻すために、いちばんの近道が「歯科の存在意義が変わっていくこと」だと私は思っています。歯科医院は、「虫歯になって治療をする場所」から「健康寿命を延ばす場所」になる。そして、あなたはこれから、虫歯を治すために歯科医院に行くのではなく、全身の健康を守るために歯科医院に行くようになるのです。

多くの歯科医院が健康寿命を延ばす場所にチェンジし、多くの方が健康を守るために歯科医院を訪れる。そういう社会が実現するならば、日本の未来はきっと明るいものになるでしょう。そんな未来への願いを込めて、本章では、世界と比較した日本の歯科医院の現状を紹介し、そして、歯科医として今後の明るい日本への「大胆な提案」をしていきたいと思います。

職業としての歯科医師の人気

アメリカでの職業としての歯科医師の人気を見ていきましょう。ウォールストリート発アメリカ情報サイト「My Big Apple NY」（２０１５年1月13日号）に掲載された、アメリカにおける「安定している職業ランキング」は、次のような結果になっています。

1位　歯科医師
2位　ナース・プラクティショナー
3位　ソフトウェア・デベロッパー
4位　医者
5位　歯科衛生士

歯科医師が1位で、日本ではその存在すらあまり知られていない歯科衛生士が5位にランクインしています。ちなみに、日本の「人気職業ランキング2012年版」によると、歯科医師は22位だということでした。

私が自分の進路について考えた昭和50年代は、学部の人気は、医学部、歯学部、薬学部の順でした。いまは医学部、薬学部、歯学部の順とのことです。歯学部は、獣医学部にもその人気で抜かれています。

以前、私の子供たちが進路に歯学部を選んだとき、学校の先生、塾の先生方からは、医学部にするように強くすすめられました。「歯学部を出ても将来性がない」とまで言われました。実際、私の知っている歯科医師のご子息も、歯学部へ行くより医学部に行くケースのほうが多くなっています。

国の方針としても、医学部の定員を増やし、歯学部の定員は減らしています。これは、開業歯科医師が過剰となったがゆえの方針とのことです。

先進国では歯科医師が人気で、地位が上がっているのに、日本ではどんどん人気がなくなって、「誰もやりたがらない職業」になりつつあります。これも、日本の歯科のガラパゴス化です。

歯科衛生士にいたっては、その存在すらあまり知られていません。

あなたは、「歯科衛生士」と「歯科助手」の違いがおわかりでしょうか。

「歯科衛生士」は大学、もしくは専門学校で3〜4年学び、歯科衛生士国家試験に合格したプロフェッショナルであり、「予防処置」「保健指導」「診療補助」の三大業務をこなします。「歯科助手」は、特に資格は必要ありません。事務、雑務等の資格を必要としない業務を行っています。

後でも述べますが、日本を寝たきり大国から救うのは「歯科衛生士」です。「歯科衛生士」が活躍する世界をつくることが、日本を幸せな長寿国にいざなってくれます。

では、その「歯科衛生士」の現状はというと……。有資格者が約25万人。うち歯科衛生士として働いている者が約12万人。残り13万人は「歯科衛生士」の資格を持ちながら、「歯科衛生士」としての仕事をしていません。

歯科衛生士が「休眠」する理由

歯科医院で治療を受けたことは誰でも経験があると思います。そのとき、「どうして歯科衛生士は若い女性が多いのだろう？」と感じたことはありませんか。そうなのです。実際に歯科医院で働いている歯科衛生士は、ほとんどが若い（20代〜30代前半）のです。

新卒の就業率がほぼ１００パーセントなのに対し、歯科衛生士の資格を持った者全体の就業率となると、47パーセント程度に下がってしまいます。それは、ほとんどの歯科衛生士が結婚や出産を機に退職してしまい、産後、歯科の現場に戻ることがない――という事情があるからです。

その理由は、大きく３つあると考えています。

①歯科医院の職場環境

まず、子育てしながら職場復帰できるような環境ではない、ということが挙げられます。

歯科医院が過剰になるにしたがい、歯科医院の終業時刻もだんだんと遅くなり、夜９時や10時の診療は当たり前になっています。また、日曜日や祭日に診療する歯科医院も増え、子育てしながら働くには厳しい労働環境のところが多いようです。

②職場の人間関係

2点目は、人間関係の問題です。

歯科医院は、ほとんどが10人以下の小さなコミュニティーです。私もそうでしたが、経営やスタッフマネジメントなどについてまったく学ばず、腕に自信ができた時点で開業する歯科医師がほとんどです。開業すると、さらに技術至上主義になり、自分に厳しく、そして周りにも厳しくなります。スタッフを自分の手足のように考え、思ったようにいかないと感情のコントロールがうまくできず、スタッフに当たり散らす院長も多いと聞きます。

夢と希望を持ち、新卒でそういう歯科医院に勤務した歯科衛生士が転職を重ね、だいたい3軒目の歯科医院に失望すると、「もう歯科業界には絶対に戻らない」と心に決めるという話があります。そんな歯科衛生士も多いのです。

歯科衛生士の資格を持っているにもかかわらず、「院長の顔色をうかがいながら仕事するよりも、スーパーでレジ打ちするほうがよい」と思っている歯科衛生士がたくさんいます。実にもったいない話です。このような歯科医院の労働環境では、ほかの先進国のように「憧《あこが》れ」には程遠い職業になってしまっても仕方ありません。

③プロとして一人前になる機会のなさ

3つ目は、新卒歯科衛生士の初任給の高さ、そして働いている歯科衛生士の絶対数の少なさに問題があります。

開業歯科医院が全国で約7万軒、働いている歯科衛生士が約12万人です。1軒の歯科医院におよそ1・7人の歯科衛生士しかいない、という計算になります。1～2人の歯科衛生士だけでは、歯周病の治療や予防処置はほとんどできません。

ほとんどの歯科医院で、常に歯科衛生士を募集しています。必然的に、条件を良くしなければ歯科衛生士の求人サイトにも掲載されません。

ある歯科衛生士学校の求人掲示板には、初任給30万円以上、25万円以上～30万円未満、20万円以上～25万円未満と、ランク付けして掲示してあると聞きます。初任給が20万円未満になると、掲載すらされないという状況なのだそうです。そうした事情から、歯科衛生士の初任給はどんどん上がっています。

歯科衛生士から見れば「いいこと」ではないか、と思われるかもしれません。しかし、給料が高いということは、同時に、求められるレベルもそれだけ高くなるということです。

新卒の歯科衛生士がすぐに十分な戦力になるはずがありません。そして、ほとんどの歯科医院には、歯科衛生士が一人前になるための教育プログラムすらありません。専門学校を卒業したら、いきなり高給取りになり、しかし、実際には何もできない。かといって、学ぶための研修プログラムも用意されていない――という事態を引き起こします。

歯科衛生士が育つ土壌が脆弱《ぜいじゃく》なのです。プロとして十分に育つ機会を与えられないまま、出産で一時休眠し、歯科衛生士としての自信がないため、もしくは歯科医院での人間関係に疲弊《ひへい》し、歯科衛生士としての復職を考えなくなってしまうという悪循環があります。

こうして歯科衛生士は、アメリカでは人気の職業ベスト5に入るのに、日本ではその存在すらもあまり知られていない職業となってしまっているのです。

世界の1割の薬を消費する日本人

歯科医院には、ゼロ歳から100歳を超えた方まで来院されます。すべての世代と長期的に、そして家族を含めた関わりを持つことができる職場です。こんな職場は、ほかにないでしょう。

なぜ日本に寝たきりの方が多くなるのか――すべての世代と関わっている歯科医師だからこそ、わかることがあります。

日本人の典型的な例として、Mさんがなぜ寝たきりになっていったか、時系列的にお伝えします。Mさんは架空の人物ですが、決して特別な体験をしているわけではなく、あなたと同じ〝典型的な日本人〟であるということを頭に置いて読み進めてください。

Mさんは40歳の働き盛りの営業マンです。昨年、課長に昇進し、課長になってますます仕事にのめり込んでいました。

そんなある日、会社の健康診断を受診しました。その結果、高血圧の疑いがあるということで、病院で精密検査を受けることになりました。病院に行って血圧の検査を受けると、やはり少し高めの数値です。食事のとり方や運動不足のこと、喫煙のことなどについて生活指導をされました。高血圧の薬も処方されました。

薬を飲むと、血圧の数値は正常値になりました。生活指導を受けたものの、いまは仕事が大切な時期です。わかってはいるのですが、なかなか生活習慣を変えられません。歯は、子供のころから、痛くなったら近くの歯科医院に飛び込んで応急処置をしてもらうようなことを繰り返してきました。

歯医者からは、定期健診に来るように言われるのですが、ついつい忘れてしまいます。歯みがきしたときに歯ぐきから出血するのが気になることもありましたが、痛みがないので「様子を見よう」と考えて、歯科医院へは行きませんでした。

高血圧の薬を飲み続けて3年。その年は花粉症がきつくて、耳鼻科で薬を処方してもらいました。すると安定していた血圧が急に上がってしまいました。同時に血糖値も上昇し、血圧の薬の量が増え、糖尿の薬まで飲む必要が生じるようになりました。

体調に不安を覚えましたが、仕事ではさらに責任のある立場になりました。子供も高校生になり、塾の送り迎えもMさんの役割です。仕事の成果に応じて歩合《ぶあい》給がつくようになり、子供の進学に備えて、いっそう仕事の負荷が増していきます。

Mさんは、いつも緊張した状態が続いたためか、そのうちに睡眠障害が出始めました。夜に眠れなくなり、睡眠導入剤を医師に処方してもらう状態に。しかし、薬を飲んで眠ると、翌日は頭がボーッとします。気休めに栄養ドリンクを飲んで出社するようになりましたが、まさか栄養ドリンクにカフェイン等が入っているとは思いませんでした。

気がつけば、いつしか栄養ドリンク依存になってしまっていました。切れると体がものすごく重くなるため、もう手放せません。栄養ドリンクの中には糖分も入っています。飲む量が増えるにつれ、肥満が進み、血糖値も上がっていきました。

医者からはインスリン注射をすすめられます。次第に頭痛、めまいまで出てきて、常に全身に倦怠《けんたい》感を覚えます。

そうして60歳になるころには、毎日5種類以上の薬を飲まなければならない状態になっていました。70歳ではさらに増えて10種類以上の薬を飲むまでに。そして、72歳のときに脳梗塞《こうそく》で倒れてしまいます。

こうしてMさんは半身不随になり、寝たきりになりました。そして75歳のいま、自宅で介護を受けています。

いかがでしょうか。Mさんのストーリーは、あくまで「架空」のものです。しかし、現在の日本では、どこにでもある〝ありふれた話〟でもあります。

実際、こんな感じで薬を飲み続けると、次の病気を誘発して薬が増えていきます。歯科医院では、治療に入る前に患者さんが飲まれている薬を確認するのですが、多くの高齢者が毎日5種類以上の薬を飲んでいます。

世界の人口の約2パーセントの日本人が、世界で流通している薬の10パーセントを消費しているるといわれていることをご存じでしょうか。まさに「**飲み薬大国**」です。その医療費が、国の財政を大きく圧迫しています。

しかも、日本薬剤師会が在宅患者812人の残薬を調査した結果、患者の4割超で「飲み残し」や「飲み忘れ」があったといいます。残薬となっている薬は、処方された薬全体の24パーセントにもあたり、金額に換算すると、一人あたりひと月3220円分の薬が服用されなかった計算です。

「寝たきり大国」ニッポンの正体

ではなぜ、日本が「寝たきり大国」になってしまったのか。それには医療側、患者側それぞれの理由を見る必要があります。先ほどのMさんを例に、その両面を見てみたいと思います。

前述の通り、Mさんは40歳のときに高血圧と診断され、降圧剤を医師から処方されました。一時的な降圧剤は必要な処方かもしれません。病院でも生活指導されました。

しかしMさんは、指導を受けて頭では理解したものの、行動は変えませんでした。薬に頼ってしまったのです。**生活習慣病は、生活習慣を改善することで克服《こくふく》するというのが原則**です。一時的に薬に頼ったとしても、薬をやめることを目標に行動を変容させるべきなのです。

Mさんの失敗は、医療側の問題と患者側の問題とがあります。

〈医療側の問題〉

本来の医療とは、患者の生活に寄り添って、気づきを与え、行動変容を起こさせるためにいろいろなアプローチをして、患者が健康の方向にむかうよう伴走してあげるものです。しかしながら、いまの日本ではそれは不可能に近いのが現状です。

なんといっても、どこの病院も患者でいっぱいです。患者が多いから病院経営は潤《うるお》っているかといえばそんなことはなく、どこの病院も経営がたいへんだと聞きます。なぜなら、診療単価が低いためです。

医療に「薄利多売」という言葉を使うのは憚《はばか》られます。しかし現実として、たくさん患者を診《み》ないと病院経営が成り立たないのです。

大勢の患者を診ていると、患者一人ひとりに寄り添う時間がなくなります。検査をしないと診療報酬がなく、各種検査機器への過剰投資が、薄利多売に拍車《はくしゃ》をかけます。検査の結果異常値が出たら、新たな薬を出して生活指導する。こういうことがルーティーンに行われ、一人ひとりに処方される薬が増えていきます。しかしながら、**薬を出して、あとのフォローがないということは、その「生活習慣病になる生活」の継続を許可しているのと同じ**です。

虫歯の原因を改善することなく、虫歯治療をしてしまう歯科医師と同じ構図ができあがります。

生活習慣病を患《わずら》った人が生活を改善することなく薬を飲み続ければ、また違う病気を引き起こします。薬には副作用というものがあるからです。そうして、またまた患者が増えてしまいます。

いま、日本は医師不足に陥《おちい》っています。医学部の定員を増やし、医師を増産することで、この問題を解決しようとしています。しかし、このままの状態で医師が増えても、ただ患者が増え続けることになるだけでしょう。

〈患者側の問題〉

40歳といえば、働き盛りで仕事も充実している時期です。お金の必要な時期でもあり、家のローン、子供の教育費なども、その肩にドーンとのしかかってきます。**日本人の特性である勤勉、自己犠牲の精神で、健康よりも仕事を優先してしまうのは、日本人全体の問題**です。

Mさんも、病院で薬をもらったことに安心して、生活の改善を怠《おこた》ってしまいました。ある意味、自分の病気を医者や薬に〝丸投げ〟してしまったのです。このように丸投げにする一方で、結果が出なかったら医者や病院のせいにして責《せ》め立てる患者がいます。そういう患者対策として、病院はガイドラインやマニュアルに沿った薬を処方するのです。

Mさんもまた、自分の病気を医者や薬に丸投げした結果、**検査結果で数値が正常になったことに安心してしまい、薬には副作用があるという当たり前のことを忘れてしまった**のです。

人間の肉体そのものに、健康を維持し病気を治す機能がもともと備わっています。Mさんは、一時的には薬の力を借りながらも、自分の体が本来持っている免疫力の使い方をマスターする機会を得ましたが、そのための努力を怠ってしまったのです。

またMさんは、歯みがきのときの出血を軽視し、体中に細菌が巡るのを許してしまいました。そのツケが20～30年後に回ってきたのです。

これは、**国民皆保険の医療制度が充実しているからこそ起こる、「健康軽視」の問題**です。だからといって、国民皆保険が悪いわけではありません。ピアノが変な音を出したからといって、ピアノの価値がなくなるわけではありません。弾《ひ》き方が間違っているにすぎないのです。

日常生活に支障をきたす不健康な状態の方が、日本には２００万人以上います。現状のままでいけば、今後さらに、ものすごい勢いで〝寝たきり高齢者〟が増えていくことでしょう。〝寝たきり高齢者〟になってからの医療費も莫大で、その負担は現役世代全体に重くのしかかっていきます。家族も病院もたいへんです。介護する人も、低賃金の中、24時間態勢で頑張っていますが、あまりにも報われない労働環境です。

寝たきりの高齢者本人、医師、家族、現役世代、介護する人……世界一の長寿国となっても寝たきり大国では、誰も幸せにならないのです。

「アベノミクス」第2ステージとして、「新3本の矢」のひとつ、「安心につながる社会保障」の中で「介護離職ゼロ」という目標が掲げられました。

竹屋町森歯科クリニックのスタッフ2人が、本当は正社員で勤務できるのに、親族の介護のためにパート勤務として働いています。お互いにとって実にもったいない現実です。「介護離職ゼロ」が実現すれば素晴らしいことです。目標にむけて今後、介護施設が急増することでしょう。そして、前述したように医師も増えます。結果、ますます支えられる人が増えてしまいます。日本全体が、前述のMさんのように健康を軽視して、全力で目の前にある課題に取り組んでしまっているように映ります。まるで生活習慣病を「薬で治った」と勘違いしたように。

健康という最重要課題を先送りすると、あとでものすごいツケを払うことになります。糖分を好きなだけとらせ、肥満にして、動けなくなったら手の届く範囲においしい食べ物を用意する。私には、医療も介護も〝快適な寝たきり高齢者生活を送る〟という方向に行っているとしか思えないのです。虫歯と同じように、なってから応急処置をするのではなく、ならないようにすることがもっと大切です。

〝快適な寝たきり高齢者生活〟をつくる方向ではなく、〝寝たきりにならない〟という方向に全力を尽くさないと、誰も幸せにならないのです。

「寝たきりゼロ」の国に学ぶ

同じ高齢化社会を迎えながら、幸福度調査で常に上位にランクインするスウェーデン事情を紹介します。

〈認知症の高齢者〉

スウェーデンにも認知症の高齢者がたくさんいます。日本との大きな違いは、介護士の権限です。日本の場合、病状管理は医師に主導権があり、ガイドラインに沿って薬が処方されます。ところがスウェーデンでは、高齢者に寄り添う介護士に大きな権限が与えられており、その高齢者に本当に必要な助けだけが汲《く》み取られます。ちなみに、介護士は公務員で、安定して生活できる職業だということです。

また、スウェーデンの高齢者は、子供などの親族と暮らすことはほとんどないそうです。夫婦二人か、一人暮らしがほとんどで、認知症の高齢者でさえ、多くが一人暮らしをしています。子供と暮らすのは、全体の4パーセントにすぎないとのことです。

子供は、義務教育を終えた16歳の時点で、親の家を出て自立するのが普通です。だから、日本のような「介護離職」など、もともとゼロなのです。

〈認知症の介護〉

家族が認知症の介護をしないなら誰がするかというと、自宅に介護士が巡回するか、施設に入ります。その費用は、すべて国や自治体が負担してくれます。家族が介護のために経済的負担を強《し》いられることはありません。また家族が食事、入浴、排泄《はいせつ》の世話をするということもありません。

施設では本人の意思が尊重され、散歩に行きたいといえば自由に行けます。それで事故に遭《あ》ったとしても自己責任で、施設の監督責任が問われることはありません。もちろん、家族も監督責任を問われません。日本では、交通事故、窃盗《せっとう》、火事などがあれば、家族の監督責任が問われ、多額の損害賠償を求められることがありますが、スウェーデンでは「国を一つの家族」として考え、すべては国全体の問題であると認識しているようです。

日本はどうでしょうか。平成28年（2016年）3月1日、最高裁は、認知症に罹患《りかん》した高齢者が起こした鉄道事故事件に関する損害賠償請求について、JR東海の請求を棄却する内容の判決を出しました。これは、愛知県大府市で認知症の男性（91歳）が徘徊《はいかい》中電車にはねられて死亡した事故をめぐり、家族が鉄道会社への賠償責任を負《お》うかどうか争われたものでしたが、最高裁はJR東海の損害賠償請求を認めませんでした。

このように、日本でも家族の負担が減るような方向にむかってはいますが、まだまだ解決しなければならない問題が残っています。

〈延命治療〉

スウェーデンでは、無理な延命治療は、本人、家族、社会にとって無駄な負担を強いるだけだという認識でいます。過剰な医療は施《ほどこ》さずに、住み慣れた自宅や施設で最期を迎えるのがいちばんだという考え方が一般的です。

日本の場合、自宅介護もしくは施設と病院への入退院を繰り返し、最後は病院で最期を迎えることが一般的です。高齢者施設に行くと、胃瘻《いろう》で栄養をとっている高齢者も多くいます。胃瘻とは、口から食べられなくなった患者に対して、お腹にあけた穴から胃に管をつなぎ、そこから人工的に水分や栄養を流し込む方法です。

胃瘻は本来、一定期間の栄養補給に用いるもので、回復したら再び口から食べるようにするのが理想です。手術や管理が簡単なこともあり、日本では回復の見込めない高齢者にも使われています。ところがスウェーデンでは、このように回復の見込めない高齢者に胃瘻を使うことは「老人虐待」にあたると考えられています。

スウェーデンでは、**介護する側もされる側も、寝たきりにならないように努力する。それでも寝たきりになったら、それは死を受け入れる時期が来たと潔《いさぎよ》くあきらめる。そういう死生観がベース**になっています。一方、日本では、意識がなくても、口から食べられなくても、一分一秒でも長生きして欲しいという死生観があります。

〈医療〉

スウェーデンは、「口腔《こうくう》は感染源となる細菌の温床であり、プラークコントロールを継続することが感染症予防の基本である」という事実を認識し、そのためのケアの仕組みをいち早く導入した国です。「口腔はすべての健康の原点である」ということが理念として広く浸透しています。前述したように、国民皆保険でありながら、「疾患治療および生存に必要な機能回復とともに予防にも給付する」ことを前提に、日本では認められていない「予防」にも給付しています。そのため、20歳になるまでの予防を含む歯科治療、定期健診はすべて無料で受けられます。その結果、最後まで自分の歯で飲食できる人がほとんどです。また薬に対しての考え方もまったく違い、風邪で薬を出されることも、注射されることもなく、肺炎になっても薬が処方される程度です。

これまでのスウェーデンの医療に関する考え方をまとめます。

◆無理な延命治療をしないので、日本が抱えているような延命治療によって発生する莫大な医療費の問題がない
◆国を一つの家族という単位で考え、高齢者を国全体で見守り、家族の負担がほとんどない
◆健康保険の予防給付があり、病気にならないために資本が投入されている

◆介護士の権限が強く、個々に寄り添った医療を受けることができる
◆認知症になっても、その家族は自由を奪われない

その結果、スウェーデンでは、人生の最期まで自立して暮らし、その生涯を全《まっと》うすることが可能になっています。寝たきりもほとんどいないといわれています。一方、日本では、寝たきりが100万人以上。長期の介護が必要となり、子供世代が親の介護のために離職することも多く、社会全体が疲弊の度合いを強めています。人生の晩年の寝たきりが「ほぼゼロ」の国と、「約10年寝たきり」の国、これからその違いを埋《う》めていかなければなりません。

「幸せ大国」への大胆な提案

スウェーデンでは、日本が抱えている問題をすでに解決しているように見えます。ただ、スウェーデンの消費税率は25パーセントです。所得税率も低くありません。また死生観や家族観なども日本とは違い、すべてをモデリングできるわけではないと思います。日本人には日本人のよさがあり、それを活かした「幸せ大国」への道もあるはずです。

そこでここからは、本書の「まとめ」として、日本が「幸せ大国」になるための提案をしたいと思います。

た。

①この国への提案：歯科衛生士を「口腔のエキスパート」に！

「生まれ変わったら歯科衛生士になりたい」と本気で語る糖尿病専門医がいることは前述しました。

すべての方に3〜4ヵ月に一度、かかりつけの歯科衛生士のもとへ継続的に通院していただき、担当の歯科衛生士がプラークコントロールをすることで来院者の変化に気づき、その生活に寄り添いながら、相手の行動変容を促《うなが》すことができます。つまり、全身病に至る前の〝未病《みびょう》〟の段階で完結できる可能性が高く、健康寿命の伸展につながります。

そのためになにが必要か。歯科衛生士の地位が向上していくことです。

日本の歯科衛生士業務は、①歯科予防処置、②歯科診療の補助、③歯科保健指導の3つです。その中で「歯科予防処置」は、歯科衛生士が主となり活躍できる場です。

現状は、歯科医院において、歯科医師の指導のもとに行っています。ただ、まだまだ日本での歯科衛生士の社会的認知度は低く、その役割も一般には十分に知られていません。

歯科予防の先進国スウェーデンでは、歯科衛生士は「口腔のエキスパート（専門家）」と位置づけられています。「独立した専門職として、患者さんを責任を持って診る」という前提で教育を受け、歯周病や虫歯の診査・診断を受け持つことが可能です。X線写真検査による病的な変化の分析も、歯科衛生士の業務です。

歯周病の診断からメインテナンスまで、すべての工程が歯科衛生士の業務内容で、歯科衛生士単独で独立開業も可能です。就業率は95パーセント以上と高く、女性は結婚・出産後も働き続けることが当然という社会概念があります。勤務時間は朝６〜７時に始まり、夕方４〜５時に終わるのが一般的です。

アメリカもスウェーデンとほぼ同様で、歯周病の診断、局所麻酔、X線撮影など、日本では歯科医師の業務範囲になるものも歯科衛生士単独でできます。独立開業も認められており、就業率はほぼ１００パーセントで、常に人気職業のベスト５に入っています。

午前7時から午後5時までの勤務で、勤務時間平均は一日8時間45分です。歯科衛生士が行う診療報酬も、諸経費を差し引いても、一日につき確実に10万円を上回ります。歯科衛生士の平均年俸は7万１５２０ドル（日本円で約７５０万円）となっています。

一方、日本の歯科衛生士は、歯科医師の指導のもとでの業務となり、独立開業はもとより、歯周病の診断を行うこともできません。就業率は諸外国がほぼ１００パーセントであるのに対し、日本では35パーセントです。勤務時間も夜7〜10時までで、子育てしながら働ける環境にはありません。

スウェーデンやアメリカのように、歯科衛生士の地位の向上が、「幸せ大国」への道です。しかし現状とのギャップはかなりあります。そこで私から歯科医院、歯科衛生士、患者、行政への「提案」をしたいと思います。

②歯科医院への提案：歯科衛生士が働きやすい職場を実現しましょう！

日本の歯科衛生士が活躍できない大きな原因の一つに「労働時間」があります。他国では、終業時間が午後4~5時。子育てしながらでも働ける時間です。一方、日本の現状は、夜7~10時。これでは、子育てしながら働き続けるにはなかなか無理があります。そこでぜひ、労働環境の整備をお願いします。

私も歯科医院の経営者です。労働時間の短縮は歯科医院経営に直結します。また、午後5時以降が歯科医院のかき入れ時であるということはよくわかります。でもその労働時間では、歯科衛生士が出産や子育てを機に歯科業界に戻ってこなくなります。歯科衛生士による予防通院は午後5時まで、ということを日本の常識にしようではありませんか。

たとえば竹屋町森歯科クリニックでは、子育て中の歯科衛生士は午後5時に退勤する制度を導入しています。この制度の導入後、子育て中の歯科衛生士の退職が大きく減少しました。歯科衛生士の出産後の復職率は87パーセントとなっています。

③歯科衛生士への提案：「プロ歯科衛生士」になりましょう！

アメリカの歯科衛生士は一日に約10万円を上回る収益を歯科医院にもたらします。日本の保険点数で、保険制度で決められている手順で行うと、歯科医院にとっては赤字になります。その結果、歯科衛生士が歯科医師の駒《こま》のように扱われ、時間も十分に与えられずに待遇もよくなりません。

もともと日本では、予防歯科に保険給付がありません。ならば、「自費診療で働ける歯科衛生士」を目指して欲しいのです。自費診療で働くとなると、患者さんに高額の費用をいただくことになります。プロフェッショナルとして常に研鑽《けんさん》を積んで、技、知識、人間性をみがいて欲しいのです。

患者さんに寄り添い、行動変容を起こしてもらうには、技術だけでなく、人間性や社会性も身につけなければなりません。また、全身病に対する知識も必要となります。

自費診療で費用をいただくといっても、クイックマッサージやにわかエステティックと同レベルの値段設定でよいはずがありません。歯科衛生士は国家資格を持ったプロ中のプロです。技術レベルを上げ、付加価値を高め、国民の健康を守るという高い意識を持って欲しいと思います。

そうして、自信を持って1時間に2万円のフィー（報酬）を請求できる歯科衛生士を目指してください。世界レベルでは、このフィーが標準的です。

歯科衛生士の資格を持ちながら、歯科衛生士ではない仕事をしている人にもお願いがあります。いろいろな復職サポートが充実してきています。過去に多くあった、歯科衛生士を自分の手足のように使う歯科医院は淘汰《とうた》されてきています。ぜひ勇気を持って復職へむけて活動してください。あなたが〝日本を救う天使〟であることを忘れないでください。

以下、私が考える「かかりつけ歯科衛生士」の役割を列挙します。

・プラークコントロール
・清掃用具、歯磨《しま》剤（歯みがき剤）の処方
・姿勢・重心の指導
・呼吸指導
・食育指導
・唾液《だえき》分泌促進
・免疫力の向上

たとえば竹屋町森歯科クリニックの歯科衛生士は全員、唾液分泌促進、免疫力向上を目的としたデンタルエステティシャンの資格を取得しています。それに加え、福政恵美《ふくまさえみ》チーフ衛生士は、「CSソックス」を取り扱える資格も取得し、姿勢・重心の指導もしています。

CSソックスとは、オリンピック選手をはじめ、1万人以上の足を見てきた「足の専門家」である松藤文男《まつふじふみお》先生が開発した5本指の靴下のことです。足のバランスから姿勢・重心の指導に活かしています。

④患者さまへの提案：「かかりつけの歯科衛生士」を持ちましょう！

ぜひ、かかりつけ歯科衛生士を持ってください。歯科衛生士にしっかりと体を守ってもらう投資をしてください。

国際レベルでは、1時間に2万円は妥当《だとう》な金額です。3ヵ月に一度、2万円の投資を考えてください。健康保険での治療が「当たり前」と考える日本では、なかなか抵抗のある金額かもしれません。**スウェーデンではほとんど無料で口腔ケアを受けることができますが、消費税が25パーセントです。消費税が25パーセントに上がる代わりに、年に8万円の投資だと思ってください。**

もう一つお願いがあります。**口腔ケアは平日の日中の時間を使って行ってください。**有休を使う、もしくは理解のある事業主であれば、勤務時間に口腔ケアに行かせてもらってください。**あなたの時間に歯科衛生士を合わせるのではなく、歯科衛生士にあなたの時間を合わせてあげてく**

ださい。それほど日本の歯科衛生士は貴重な存在です。あなたの健康を考えると、口腔ケアは絶対に必要です。

あなたの投資が、あなた自身の健康はもちろん、日本の医療そのものを崩壊から救います。かかりつけ歯科衛生士はあなたをプラーク感染から守り、あなたの体の変化を感じ取り、的確なアドバイスをしてくれるはずです。

私自身は、3ヵ月に一度、診療時間内に歯科衛生士の定期的なケアを受けています。歯科医院の受付に2万円支払っております。担当の歯科衛生士はかなり緊張しているようですが、「私を寝たきりにしないケアをお願いします」としっかり伝えています。

⑤行政への提案：歯科衛生士が独立開業できるようにしていきましょう！

歯科衛生士の業務範囲の拡大をどうかお願いします。現在、歯科衛生士の業務はすべてにおいて、「歯科医師の指導の下に」という縛《しば》りがあります。歯科衛生士には、日本の未来を「幸せ大国」にする可能性があります。しかしながら、歯科医師の理解がないと活躍できないのです。

諸外国のように、歯科衛生士に口腔内の疾病《しっぺい》を診断する権限を与え、歯科衛生士が独立開業できるようになると、歯科衛生士で完結できる未病の状態が圧倒的に増えるはずです。さらに、歯科衛生士が血液検査をできるようになると、全身病の管理もできるようになります。そうなれば、必ず医療費削減、健康寿命伸展につながります。

60歳で延命治療に意思表示する

こうして歯科医師、歯科衛生士、患者、行政が少しずつ変わっていくことで、日本は寝たきり大国から脱却できるはずです。

スウェーデンには寝たきり高齢者がいなくて、日本は寝たきり大国であることの違いは、「終末医療に対する考え方の相違」が関係しています。前述した通り、スウェーデンでは、回復が見込めない高齢者に胃瘻等で延命をはかることは「老人虐待」ととらえています。日本では、回復が見込めない場合でも延命治療が行われます。

その結果、日本は世界一の平均寿命を手に入れたと同時に、寝たきりの期間も世界一となりました。日本人特有の思いやりの延長が、延命治療へつながっているのですが、延命治療の負担が、家族や国の大きな負担となっていることもまた事実です。医療費だけではなく、人材の多くが介護に手を取られます。

私自身もその一人ですが、回復する見込みがなく、意識も朦朧《もうろう》とした状態で後生に負担を強いるのは本意ではない、と考える人は多いのではないでしょうか。しかし、いざ〝そのとき〟になっても、本人の意思を確認する方法がありません。そこで提案なのですが、60歳になったら自分の延命治療についての意思を書き残すことを日本人の慣習にしてはどうでしょうか。

延命治療をして生を全うしたいと考える人もいるでしょうし、スウェーデンのように寝たきりにならないように努力し、それでも寝たきりになったら、死を受け入れる時期が来たと潔くあきらめると考える人もいるでしょう。もちろん、まだ実感がないのでわからない、という方もいるでしょう。

とにかく、60歳を迎えたら、一度自分の最期について自分の意見を書き残すのです。こういうことを日本人の慣習とすれば、本意ではない医療費や人材の使われ方が減り、介護するほうも、介護される方の気持ちを汲むことができるようになります。

日本の歯科の未来像

スウェーデンの予防歯科のあり方には、日本がモデリングできる素晴らしい部分がたくさんあります。日本でもスウェーデン型やフィンランド型の歯科医院が出てきました。きっと今後、急速に歯科医院は〝歯を治療する場所〟から〝歯を守る場所、健康を守る場所〟に業態変化していくことでしょう。

私は、日本の歯科医院の未来は、これから大きく変わると思っています。

実は、そんな思いもあって、２００７年にＭＤＥ（メディカル＆デンタルエステ）協会を立ち上げました。その経緯についてお話しします。第3章と重複するところもありますが、私がどうしてもお伝えしたい部分にからみますので、その点はご容赦ください。

前述したように、私は、2002年に世界の歯科が予防歯科という考えへとシフトしていることを知りました。自分たちも「治療」から「予防歯科」にシフトしなければ、と強く感じました。

当時、日本でもその何年も前からスウェーデン型の予防に取り組み、成果を出しているカリスマ歯科医師はいました。私もその医療モデルを学び、自分の歯科医院で実践しようと試みました。

院内勉強会で歯科衛生士に向けカリオロジー（虫歯についての学問）を教え、システムを構築しました。具体的には、患者には自費診療で唾液の検査をさせてもらい（健康保険は適用されないため）、それぞれの患者のリスク診断をして来院の時期を決める。毎回、口の中の写真やレントゲン写真を撮り診査する。そういうシステムを構築しました。

結果的には、2年ほどで断念しました。なぜなら、歯科衛生士の退職が続いたのです。退職の理由は、仕事量が大幅に増え、歯科衛生士が疲弊してしまったからです。

また、患者教育もうまくいきませんでした。「健康保険で治療するのが当たり前」と思っていたのに、予防歯科になると健康保険が使えず、負担が増えてしまいます。そのことで患者さんから不満の声が聞こえてきたり、逆に歯科医院へ過度な期待を抱く患者さんが増えたりしました。そうしたことも断念に至った理由の一つです。

いま思えば、私の「予防歯科」の大切さを訴える力が弱かったのです。

歯科衛生士も、私もすっかり疲れきってしまいました。その後も、診療をしていても雰囲気が悪く、重たい空気が流れている……そんな状態がしばらく続きました。

危機感を抱いた私は、歯科衛生士が疲弊してしまう理由をひたすら考えました。そして、一つの仮説を立てました。「歯科衛生士たちが疲弊しているのは、彼女たちへの〝感謝〟が足りないからではないか」と。

院長からは、「予防歯科」だから業務が増えるのは当たり前、医療人だから患者のために完璧に仕事をするのは当たり前といわれる。一方で、患者さんからは自費でお金を払っているのだから、虫歯ができないように管理して当たり前……そうやって、院長からも患者からも「当たり前」を押しつけられて、歯科衛生士は疲れてしまったのではないかと気づいたのです。

もともと、「人のために役に立ちたい」という思いを持った、勉強熱心な人が歯科衛生士になります。人に喜んでもらおうと思って歯科衛生士になったはずです。ならば、「ありがとう」という感謝の言葉こそ、彼女たちの元気の源になるはずだ、と思いつきました。それから、「ありがとう」をいただくためにはどうしたらいいか、という私の試行錯誤《しこうさくご》が始まりました。

歯科医院で歯石《しせき》をとるとき、「歯石をとったほうがいいことはわかっているけど、以前、歯石とりしたとき痛くて……」と多くの方が嫌な顔をされます。歯科衛生士は、プロとして歯石を完璧にとろうとする。患者は歯石をとったほうがよいことはわかっているものの、痛みがあるのでとりたくない。こういうギャップが生じています。

以前であれば、プロなので歯石とりの重要性を訴えて、患者を説得して歯石をとっていました。患者に嫌われても、歯周病から患者を救わねばならない。そう信じていたのです。

ところが、「ありがとう」をもらうという観点からは、少し違う世界が見えてきました。患者に喜んでもらって歯石をとる方法はないか。歯石をとることは痛みが伴うとしても、そのほかのことで喜んでもらう方法はないのか。そんなことを模索するようになっていきました。

そんなとき、韓国で患者サービスのために「デンタルスパ」というケアを提供している歯科医院があるという情報が入りました。気持ちよく口の中をマッサージするという手技です。ここでピンときました。口の中のマッサージは気持ちがいいだけではなく、唾液の分泌や、リンパを流し、免疫力を上げることにもつながるのではないか、と思ったのです。

かといって、気持ちがいいだけではいけない。医療人である以上、専門知識に基づいて、来院者の健康を向上させなければいけません。韓国で行われているような患者サービスのための口の中のマッサージではなく、〝デンタルエステ〟として、口腔のプロの医学的根拠に基づいての施術をできないかと、模索し始めました。

同じようなことを考えている人がいるようで、ある歯科衛生士が大阪で歯と口のオーラルケアショップを開店したとの情報が入りました。現在、MDE協会顧問を務める岡村乃里恵《おかむらのりえ》先生でした。また、咬合《こうごう》整体のカリスマ山口成隆《やまぐちせいりゅう》先生とも意気投合しました。さまざまな試行錯誤を経て、私たちのデンタルエステのメニューができあがりました。

いままでは〝デンタルエステ〟という言葉は、いろいろなところで使われるようになっていますが、もともとMDE協会が使い始めた造語です。

歯科医師、歯科衛生士は国家資格を持っています。いわば、口に関してのプロ中のプロです。口の周りの筋肉の種類、動き、生理などを熟知しています。

MDE協会でのデンタルエステは、そうしたプロ中のプロがしっかり専門カリキュラムで研修を受け、認定試験に合格した者だけが施術することができます。このデンタルエステの手技の完成により、歯科医院の存在意義が大きく変わったと感じています。

歯科医院は歯が悪くなってから治療に行くところ

歯科医院は歯が悪くならないように行くところ（スウェーデン型予防歯科）←
歯科医院は免疫力を上げに行くところ（デンタルエステ）←

デンタルエステは、感謝を尊び、五感を大切にする日本文化に基づき、温もりの伝わる手技へと進化しています。「気持ちよく癒されていた結果、健康になっていた」という新しい歯科医院への通い方が実現しています。

デンタルエステの手技の完成から、継続して歯科医院に来院される人が激増し、歯科衛生士の退職者もほとんどなくなりました。デンタルエステは、ＴＣＨ（上下歯列接触癖）をはじめ、凝《こ》り固まった筋肉を緩《ゆる》め、唾液分泌を促進して老廃物を取り除く、免疫力を上げる歯科医療です。これが、今後の日本の予防歯科の主流になっていくと考えています。

歯科医院に行き、生きるためのエネルギーを充塡《じゅうてん》する時代が静かに始まっています。

歯科医院は、プラークコントロールをするところ。さらにはデンタルエステの効果により、自律神経のバランスが整い、神経系、自己免疫系の病気の予防をするところ。そして生きるためのエネルギーを注入する場となる。実際にいま、そのような歯科医院が全国的に増えてきています。

さらに今後、歯科医院での重要な役割として「体のバランスを守る」ことができるようになっていくはずです。体が歯と足でバランスを保っているということは前述しました。来院者の体のバランスを守るため、その生活に寄り添い、行動変容を促し、健康へいざなう。これも、近未来の歯科の役割になっていくことでしょう。

その結果、全身病や骨折などから来院者を守ることになるだけでなく、来院者に生きるためのエネルギーを注入する。歯科がそういった場所になることで、「幸せ大国」への道筋ができあがると私は考えています。

口から食べるということ

歯科医師の増田《ますだ》純一《じゅんいち》先生が書かれた、『Health Dentistry（健口歯科）――0歳から〝噛む〟で健康長寿』（ｇｒａｄｌｅ）という本に、とても興味深いＤＶＤの付録がついていました。少しだけ内容を紹介します。

・神戸で奥様のお母さまが救急車で運ばれ入院
・ＩＶＨ（中心静脈栄養）、Ａ-ライン、点滴、導尿につながれ、危篤《きとく》状態になる
・毎日発熱があり、氷枕が置かれ、入院１ヵ月後にＭＲＳＡで隔離
・４ヵ月の入院で、体重が42キログラムまで減少、寝たきりになる
・食事は静脈からなのに、薬は口から飲んでいた
・心筋梗塞、脳梗塞、腎腫瘍《しゅよう》、敗血症があるので、「動かすと死ぬ」と告げられる
・みずからのキャンピングカーで神戸から福岡の病院に転院させた
・福岡へ転院。２日後、経口摂取を始める
・転院直後の舌には、舌苔《ぜったい》・カンジダ菌が付着
・転院１週間で座位になり自分で食事
・１ヵ月後、舌がきれいになる
・歩行訓練開始１ヵ月で自力歩行可能となる

そして最後は、退院２日後に笑顔で韓国旅行へ旅立つ空港でのシーンでしめくくられています。

ＤＶＤに登場されたお母さまは、口から食べるようになることで、寝たきりから回復されて、介護の必要のない通常の生活に戻ることができました。

身内に〝噛《か》む〟ことの大切さがわかっている方がいたので、この方は寝たきりにならずに済んだといえます。すべての病院関係者に見て欲しいＤＶＤです。

とはいえ、だからといって決して、神戸の病院を責めるつもりはありません。おそらくはガイドラインに沿って治療されていたことでしょう。多くの病院は、この神戸の病院のように治療するだろうと思います。

しかし、臨床歯科医師としてどうしてもお伝えしたいことがあります。このお母さまは、特別な例ではありません。**口から食べ物を食べなくなると、舌が硬直してきます。舌苔やカンジダ菌がたくさん付着します。生きようとする力が格段に落ちてしまいます。**

ところが、摂食機能訓練をして口から食べられるようになると、舌がきれいになり、手足に力が入るようになり、自分の足で歩く意欲が出てきます。口から食べることで表情が豊かになります。表情が豊かになると脳が活性化されます。口から食べることで、胃や腸や内臓が動き出します。

口から食べることは「生きる活力」、そして「人としての尊厳」です。

多くの寝たきりの方は、初期の段階で口から食べることができるようになれば、寝たきりにならずに普通の生活が送れるようになります。口から食べるようにすることが、いちばんの寝たきり防止なのです。

古来、日本人は生きる活力を与えてくれるための食べ物を、〝神様〟からもたらされる神聖なものととらえていました。それゆえに、汚れた手で口に運ぶのではなく、箸《はし》を使って食べることが習慣になっています。中国や韓国ほかの東南アジアの国では箸は縦に置きますが、日本だけが横向きに置きます。箸を境目に、こちら側〝人間界〟と、あちら側〝神の世界〟に線を引く、いわゆる〝結界〟の役目を果たしているということです。

「いただきます」という言葉で、生き物の命をいただく感謝を表し、箸を手に取って結界を解き、神聖な食べ物を口に運ぶことが、日本人の古きよき習慣なのです。

神聖な食べ物を運び入れるところが口です。神様はきれいに掃除がしてあるところに宿ります。口が汚れていてはいけないのです。汚れていたら、神様が宿ってくれません。

海外に行ったことのある方なら経験されていると思いますが、日本ほど食器が清潔な国はありません。日本人はもともと清潔さに敏感で、きれい好きな国民性なのです。日本人独特の風習、文化、国民性にのっとり、世界でいちばん口の中がきれいな国民を目指すことが、「幸せ大国」に直結します。

日本人であるからこそ、そういう未来が描けると私は信じています。

「良い歯科医院」の見つけ方

ここでいう「良い歯科医院」とは、「あなたを寝たきりから守ってくれる歯科医院」という意味です。

もしもあなたが、昨夜歯痛でほとんど眠れず、仕事も手につかないような状況でしたら、まずはいますぐ診てくれる歯科医院をお探しください。その場合、飛び込みではなく、事前に歯科医院に電話をしてから行くことをおすすめします。歯科医院側にもいろいろ事情があるからです。

いまあなたは、特にお口の悩みを抱えてはいないかもしれません。それでも、本書を読んで、「これからは体を守るために歯科医院に通おう！」と思っていただけるようになったであろうことを前提に、「良い歯科医院」の探し方を提案させていただきます。

看板や広告はほとんど情報が伝わってきません。それは、医療法で以下の広告規制があるからです。

医療法施行規則（省令）第一条の九により、以下の内容を広告してはならない。

・比較広告（他の病院、診療所又は助産所と比較して優良である旨）

・誇大広告
・客観的事実であることを証明することができない内容の広告
・公の秩序又は善良の風俗に反する内容の広告

それだけではなく、地域の歯科医師会の暗黙のローカルルールがあり、なかなか情報を載せられないという事情があります。また、よく雑誌などで名医百選のようなものもありますが、多くの場合、歯科医院がお金を払って載せてもらっています。ある日、突然医院にファクシミリが届くのです。「名医百選を特集します。1ページでは○○万円です」といった具合に。

インターネットでは比較的情報発信の規制が緩やかなので、ここではインターネットを見ての「良い歯科医院」の見つけ方を、遠方に住む私の友人が「どこか良い歯科医院知らない？」と聞いてきた場面を想定して提案してみます。

インターネットでいちばん目につくのは、「口コミサイト」です。

「○○（地域）　歯科　口コミ」で検索すると、いろいろな口コミサイトが出てきます。ここで上がってくる口コミは、そのまま全部を信じることはできません。口コミサイトの順位を上げるため、口コミを書き込む業者もいるくらいです。また、口コミサイトの中には、歯科医院がお金を払うと、上のほうに表示されるものもあります。

歯科医院が運営をしていて、自分の医院を常に上位に表示するという歯科医院のマーケティング方法もあります。身内やスタッフ、知り合いに書き込みをお願いしている歯科医師もいます。

もちろん、純粋な気持ちで良い口コミをしてくれている方もいるとは思いますが、本当にその口コミが純粋なものかどうかは、歯科医師の私でも判断がつきません。「話半分」というくらいの感覚で情報収集に使ってください。

やはり、いちばん情報をつかめるのは、「公式ホームページ」です。そこで公式ホームページから「良い歯科医院」を見分けるポイントをいくつか挙げさせていただきます。

①院長やスタッフ紹介が写真付きで載っている

院長の顔写真をホームページでアップするのは、「自信」と「責任感」の表れです。もちろん、相性もとても大切なので、この写真の先生に自分の健康を預けても大丈夫と感じるか、自分の直感を信じてください。

スタッフの顔写真ですが、これは、医院とスタッフの信頼関係がしっかりあって、かつスタッフがある程度長期的に勤めていないと載せられません。スタッフがころころ替わる医院だと、その手間と費用がかかってしまいます。また、写真の表情が自然な笑顔かどうかにも注目してください。

反対に、院長の名前がいっさい記載されていない歯科医院は、受診をおすすめできません。危険な歯科医院であることがあるからです。経営母体がほかにあり、院長がころころ替わり、責任を持った治療ができない可能性があります。またきわめて少数ですが、わけありの歯科医師が院長をしている場合もあります。

そうした可能性のある歯科医院は、避けるのが無難です。少なくとも、院長の名前が明記されている医院から歯科医院を選ぶようにしてください。

②開業して３年以上であること

歯科医院過剰時代になり、廃業に追い込まれる歯科医院も増えています。その中の多くが３年以内に廃業します。日本には〝石の上にも３年〟ということわざがありますが、実際、３年を目《め》途《ど》に廃業を考える歯科医師も多いのです。

また、スタッフも同様で、３年が一つの区切りになりがち。そこで、３年以上勤務するスタッフが多いか否かが、「良い歯科医院」を見分ける目安になります。スタッフ紹介で、勤務年数なども意識して見てください。

③歯科衛生士が複数人いる

本書で何度もお伝えしてきたとおり、あなたの健康寿命を延ばすのは、歯科衛生士です。歯科衛生士がいない、もしくは1人だけでは、継続的にあなたのお口の健康維持をするのは難しいといえるでしょう。そこで、2人以上、歯科衛生士がいる歯科医院を選んでください。もしくは「予防歯科」という言葉が出てくる場合も、歯科衛生士が複数人常勤である可能性が高いといえます。

④相談室がある

相談室があるということは、あなたの話をしっかり聞いてくれる可能性が高いということです。ほかにTC（トリートメントコーディネーター）、CC（クリニカルコーディネーター）という言葉が出てくる場合、あなたの話をしっかり聞いてくれる専門家がいるということなので、不本意な治療をされる可能性は低いといえます。

⑤CT、マイクロモニター、レーザーがある

CT、マイクロモニター、レーザーという診療機器は非常に高額です。こうした高額機器を入れて診療をするのは、診療に対する熱意がないとできないことです。もしも治療になった場合

も、しっかりと治療してくれる可能性が高いといえるでしょう。

⑥診療時間

完全予約制・初診随時が両立しないことは前述しました。そのほかに土日診療、平日深夜まで標榜《ひょうぼう》した歯科医院で歯科医師が１人の場合も注意が必要です。１人でそれだけ働けるのは尊敬に値《あたい》しますが、歯科関係の勉強会や学会は、多くが土日に集中しています。歯科の技術も情報も、日進月歩で進化しています。それらに触れていない、ということです。利便性のみを追求する歯科医院は、いずれ淘汰《とうた》されることでしょう。

以上挙げた６点に注目して、「良い歯科医院」を探してみてください。

電話でわかる医院の良し悪し

めぼしい医院が見つかったら、電話をしてみてください。スタッフは院長の鏡です。電話応対が気持ちよいところなら、あなたが気持ちよく通院できる可能性は高いといえるでしょう。逆に、電話での応対をしっかり指導できていない医院では、定期的に通う場合、気持ちよく通えない可能性があります。もしも電話応対に満足できないなら、キャンセルして、ほかの医院を探したほうがよいかもしれません。

いくつかチェック項目を挙げておきます。

- ３コール以内で出るか、出ない場合「お待たせしました」という言葉があるか
- 医院の名前を言っているか
- 電話に出ている人が名乗っているか
- 医院の場所を知っているかどうかの確認はあるか
- 質問や疑問がないかの確認があるか
- 声が明るいか
- 電話予約に対してのお礼の言葉はあるか

ホームページで「良い歯科医院」を見つけ、そして電話応対が良かったとしましょう。その医院に行ってみようと思ったとします。

ここで、あなたに医院との信頼関係を結ぶためにお願いしたいことがあります。それは、「予約時刻前に必ず歯科医院へ行く」ことです。

たとえば、予約の時刻が10時だとします。私どもの歯科医院で予約時刻10時というと、どういう状態を指すと思うか、話し合ったことがあります。受付スタッフは、診察券が受付に出される時間が10時と思っていました。歯科医師や歯科衛生士は、患者さんが診療台に座り、診療開始が10時になることが予約時刻だと思っていました。患者さんにもアンケートをとった結果、多くの患者さんが、歯科医院の玄関に入る時刻だと思っていることがわかりました。

同じ「10時」でも、患者さんは玄関、受付スタッフは受付での診察券、歯科医師や歯科衛生士は診療台に座っていること、とバラバラであるという興味深い結果が出ました。

歯科医院の予約は、ギリギリの時間でとってあります。歯科医師の立場としては、10時という予約時刻であれば、10時5分前には診察券を出すことをお願いしたいところです。特に初診の場合、問診票を記入していただいたり、また診察に入る前にスタッフからの問診があったりと、診察までに10～20分時間がかかります。話を聞いてくれる歯科医院ほど、その時間を大切にします。

それゆえ、初診のときは予約時刻の15分前、継続のときは5分前には診察券を出していただけると、歯科医師とあなたの関係は非常に良くなります。

歯科医師にとっていちばんして欲しくない行為は、予約時刻に遅れることとです。無断キャンセルなどもってのほかです。

ほかの先進国では、歯科医院の予約を無断でキャンセルすると相当な額のキャンセル料が請求されます。日本は国民皆保険なので、キャンセル料の請求は認められていませんが、歯科医師の気持ちとしては、「もうこの患者は診たくない」と思ってしまいます。もしくは、キャンセルがあってもいいように、ほかの患者と重ねて予約を取るようになります。

開業歯科医師を代表して、ぜひキャンセルなきようにお願いします。もし、どうしてもキャンセルしなければならない場合は、できるだけ早く歯科医院に教えてください。可能ならば前日までにキャンセルする。これが、あなたと歯科医院との人間関係構築のための最低限のルールです。

さて、あなたは予約時刻通りに歯科医院に行ったとします。にもかかわらず、予約の時刻を過ぎてもあなたの名前を呼ばれなかったとします。するとそこは、あなたが継続して通う歯科医院としてふさわしくないかもしれません。日常的に予約時刻を守らない歯科医院が、あなたと信頼関係を結べるとは思えません。

健康寿命を延ばすための7ヵ条

本書で語ってきた内容を、「あなたの健康寿命を延ばす7ヵ条」として改めてまとめました。

健康寿命を延ばすために、あなたが〝健康オタク〟になる必要はありません。自動車を運転するのに、自動車の機能をすべて理解する必要がないのと同じです。それでも、次のことは意識しておく必要があります。

①歯みがきは寝る前と起きた直後に

歯みがきは「食べかすとり」ではありません。プラークを除去することを意識してください。

②デンタルフロスが主、歯ブラシは副

プラークがたまるのは歯と歯の間です。唾液の殺菌作用を期待するために、食後はデンタルフロスを使いましょう。

③食後は舌回し

食後30分は唾液の効力がいちばん強いときです。歯みがきをせずに、舌回しで食べかすをとりましょう。舌の筋トレにもなります。舌の筋力は健康寿命に直結します。

④口は閉じる

口呼吸が寝たきりにつながる多くの病気に関係します。鼻呼吸を意識しましょう。

⑤歯は閉じない

歯を閉じるのは食事のときだけです。それ以外は、それほど嚙み締めなくても、歯を閉じるだけで体が緊張します。常に緊張した状態でいると体によくありません。

⑥薬は飲まない

医師に処方された薬を飲んだとしても、一時的なものでしかないと考えましょう。薬による正常値は仮の姿です。また、薬には副作用があるということを、しっかり意識してください。「生活習慣病は生活の改善で治す」ことが基本です。

⑦かかりつけ歯科衛生士を持つ

歯科衛生士を、あなたの健康寿命を守るコーチとしてください。定期的に歯科衛生士に歯を診てもらうことで、歯に関心を持つようになり、結果的に全身を守ることにもつながります。

普段入れ歯治療をしていて、感じることがあります。同じような条件で同じような入れ歯をつくっても、仕事をされている方には満足していただき、隠居されている方にはなかなかご満足いただけない傾向にある、ということです。おそらく、仕事をされている方や目標のある方は、「仕事に戻らなければならない」とか「目標を達成するために頑張らなければ」と考えられていることでしょう。その結果、体が適応していくのだと感じます。人の心と体の関係は本当に奥深いものだと考えさせられます。

およそ60万人のお口を診てきて、私がお伝えしたいのは、寝たきり老人を減らすには〝高齢者を簡単に引退させてはいけない〟ということです。しかし、現実には、働けるのに働いていない高齢者がものすごくたくさんいます。

「サザエさん」の波平さんが54歳と聞いて、驚く方がいると思います。波平さんの時代は、定年退職が55歳で、平均寿命は50歳くらいでした。つまり、平均寿命より定年退職が上に設定されています。現在であれば、85歳くらいが定年という程度の感覚だと思います。

日本では、ものすごい勢いで平均寿命が延びたおかげで、定年後に20年くらいの生活時間ができました。その20年に早々に隠居を決め込み、支えられる側になるのではなく、支える側でいて欲しいのです。実録映画『杉原千畝《ちうね》』での名言、「人の世話になるな。人の世話をしろ。見返りは求めるな」のように、体の元気なうちは世話をするほうでいて欲しいのです。

年配の人が、若者と同じ職場で働くなら、体力やスタミナははるかに劣るかもしれません。若いころより、物覚えや頭の回転は悪くなっているかもしれません。しかし、若者は心が未熟で経験が足らず、実力を拠《よ》り所にした自信に欠け、人としての信用もまだまだこれからです。

年配の方は、実際に経験してきたことの蓄積が豊富にあります。そうした経験値の高さからくる共感力、思慮深さなど、若者も及ばない優れた力を備えているのが年配者です。

若者、年配者の両者がそれぞれ、お互いの得意分野を担い、支える側の仕事をする。そんな姿を実現できるかどうかが、この国の未来を左右します。

今後、超超高齢社会になるのは明白で、その際、どれだけの高齢者が「アクティブシニア」でいられるか。これこそが、日本が「幸せ大国」になるために突きつけられている課題です。せっかくいただいた「20年」を、アクティブに活動するシニアだらけの幸せな国を目指そうではありませんか。

そして、そんなアクティブシニアの増産には、歯科衛生士が活躍できる国をつくることがいちばんの早道です。

しかしながら、現状において大きな問題があります。それは、歯科衛生士の絶対数の不足です。１人の歯科衛生士が３００人のクライアントを受け持つとしても、40万人の歯科衛生士が必要です。現在、歯科衛生士として働いているのが8万人。休眠している歯科衛生士が13万人。

まずは、休眠している歯科衛生士に目を覚まして欲しい。歯科衛生士の復職支援をする、いろいろな組織が活動し始めています。復職に不安があれば、どんどんぶつけて欲しいと思います

（問い合わせ先例：各都道府県歯科医師会）。また、あなたの周りで将来に迷う人がいれば、歯科衛生士になることをすすめて欲しいのです。歯科衛生士は、日本を「幸せ大国」にいざなう〝天使〟です。今後、他国のように、その地位は必ずや向上していくはずです。

ガラパゴス化をプラスに変える

晩年を健康に過ごすあなたの一日をイメージしてください。

「あなた、そろそろ起きてください。朝ごはんできていますよ」

妻がカーテンを開け、朝の陽ざしで目覚める。のどがカラカラで、冷たいミネラルウォーターをぐっと一飲みしたい気持ちを抑えて、まずは洗面所でお口のケア。鏡で口の中を確認しながら、デンタルフロスで唾液の通る道をつくる。真新しい歯ブラシで一歯ずつ丁寧《ていねい》にみがく。歯磨剤はつけない。

朝刊を読みながら、妻と朝食をとる。食後、もう一度洗面所でデンタルフロス。大きな食べかすが残っていないか確認して、舌回し。髭《ひげ》を剃《そ》り、髪型を整え、顔にはクリームを塗《ぬ》ってデンタルフロスをポケットに入れ、いざ出陣。

「あ、今日は3時から歯の定期メインテナンスだったな。楽しみだ」

・起きたらすぐに「歯みがき」
・デンタルフロスを使う
・鏡で口の中を確認して「歯みがき」
・歯磨剤はつけない
・歯ブラシは、1ヵ月以内に新しいものに交換する
・いつでもどこでもデンタルフロスが使えるように常備する
・定期的に歯科医院で歯垢と歯石をとってもらう

ほんの少しの習慣の違いが、将来、寝たきりになるかならないかに大きく影響します。本書で語ってきたように、残念ながら日本の歯科はここ数十年、ガラパゴス化がマイナスのほうに進んでしまいました。苦労して手に入れた世界一の平均寿命が、蓋《ふた》をあけてみると、寝たきりの高齢者でいっぱいだったという現実……。

でも、百パーセント正しくなくてもいいこともわかって欲しいのです。人間がつくる仕組みというものは、試してみて、失敗を繰り返し、軌道《きどう》修正しながらより良いものに進歩していくものだからです。

たしかに、これまでの歩みはガラパゴス化のそれであったかもしれません。しかし、それが今後、日本人のよさを加味してプラスの方向にむかえば、世界に誇れる幸せな健康寿命大国に近づくことは間違いありません。そのためのキーポイントは、医科歯科連携した情報発信と歯科衛生士が活躍できる社会の実現であると私は考えます。

そして、あなたにも健康を医者任せにせず、「自分の健康は自分で守る」という意識を高めてもらいたいと思います。そうして社会全体で、世界に誇れる幸せな日本をつくっていこうではありませんか。

最後に、「プラシーボ効果」の話で本書を締《し》めたいと思います。

第二次世界大戦中、カナダ海軍は、兵士たちの船酔い防止のため、ある実験をしました。グループ1には船酔いの新薬を投与し、グループ2には「プラシーボ」という薬を投与しました。グループ3にはなにも投与しませんでした。

結果は、グループ1と2が13パーセントの船酔いの発生、グループ3が同じく30パーセントでした。注目すべきは、グループ2のプラシーボという薬です。実はプラシーボには薬効はありません。偽薬だったのですが、被験者が本物の酔い止め薬だと信じた結果、新薬を服用したのと同じような反応が体に出たのです。これがプラシーボ効果（偽薬効果）です。

単なる暗示だとあなどってはいけません。現在、日本人全体が、歳をとったら歯がなくなる、晩年は寝たきりになる、そういうある種の思い込みに支配されています。

本書を通じてお伝えしたいことは、通常は、歳をとっても歯はなくならないし、寝たきりにもならない、ということです。日本人一人ひとりが「健康寿命」というイメージを設定することで、逆にプラスのプラシーボ効果が働けば、体が良い方向にむけて勝手に反応してくれるはずです。

あなたの高齢者ライフが充実したものになるよう祈念しております。本書があなたの健康寿命のイメージに貢献できれば幸いです。最後までお読みいただき、ありがとうございます。

おわりに

私が歯科医師になったころ（昭和63年）、歯科業界はすでに斜陽業界になりつつありました。歯科を目指したモチベーションが、もともと人生の勝ち組になることだったので、歯科医師になったことを後悔した時期もありました。私立の歯学部の授業料はものすごく高額です。親に授業料を出してもらいながらそんなことを考えていたとは、まさに親不孝者です。

しかし、50歳を超えたいまは、「歯科医師になって本当によかった」と思っています。私の口の中は、学生時代に神経をとった歯が2本あるだけで、あとはなんら問題のない、良好な状態を保てているからです。

この先も、どうやって自分の歯を守ったらよいかを知っています。私の同年代のほとんどの方が、口の中にトラブルを抱え、将来に不安を抱えていることを思うと、私は歯科医師になって本当にラッキーだったと思います。

医学的な知識・情報に加え、定期的に患者さんの口の中を診《み》てきた経験によって得た知恵と情報が、私自身の健康寿命を守り、支えてくれています。私だけではなく、家族や周りの大切な人々の健康を守る糧《かて》とすることができています。

本書で何度もお伝えしてきたように、歯は歯だけの問題ではありません。大げさではなく、良き歯を維持しているということが、そのまま健康寿命に直結します。それを知ることができただけでも、歯科医師になって本当によかったと思います。

「健康とは、病気でないとか、弱っていないということではなく、肉体的にも、精神的にも、そして社会的にも、すべてが満たされた状態にあることをいいます」（日本ＷＨＯ協会訳）

歯科医院は、病気を治すところから、本当の意味での健康を守る場所に変わりつつあります。そのためには多くの歯科医院が「行きたくなる場所」にならなければならないと考えています。

〝歯医者を行きたい場所に変える男〟――これが現在の私の人生理念です。

本書では、歯科医師なら誰でも知っているけれど、一般の方々にはあまり知られていない情報、そして、私自身の経験に基づいた持論などを遠慮なく書かせていただきました。関係者には不愉快な部分があったかもしれませんが、一歯科医師の愚考だとご笑読いただけますと幸いです。

企画の段階で、「本音で言ってしまっていい」と私の背中を押してくれた、講談社の村上誠さんに心より感謝いたします。また、本書構成の段階から的確なアドバイスをいただいたエイル・ブランディング株式会社の福井直子様に深く感謝いたします。

人間構学補綴研究所・山口成隆先生、国立モンゴル医科大学歯学部客員教授・岡崎好秀先生、LA PRECIOUS代表の岡村乃里恵先生、歯ブラシ雑貨Ｌｅａｆ代表・森光恵先生、いつも私に興味深く、貴重な情報を教えていただき、ありがとうございます。

本書執筆に際し、次のみなさまより快《こころよ》く情報提供をしていただきました。豊田歯科医院（大阪市）の豊田裕章先生、医療法人杉岡歯科医院（福知山市）の杉岡真一先生、にしだわたる糖尿病内科（松山市）の西田亙先生、みらいクリニック（福岡市）の今井一彰先生。本当にありがとうございます。

そして、本書を手に取ってご覧いただいた読者のみなさまに心から感謝いたします。

森 昭

昭和39年、京都府舞鶴市に生まれる。竹屋町森歯科クリニック院長、歯科医師臨床研修指導歯科医。平成7年、竹屋町森歯科クリニック開業。平成19年、MDE(メディカル&デンタルエステ)協会を設立。唾液分泌を促進させる癒やしの予防歯科(デンタルエステ)を全国の歯科医師、歯科衛生士に啓発。唾液に注目した臨床歯科の第一人者として知られ、著書『体の不調は「唾液」を増やして解消する』(PHP研究所)が話題になる。テレビ、雑誌等で多くの監修を手がけるほか、全国各地で治療院向けのセミナー、講演会を開催するなど幅広く活動中。

講談社+α《プラスアルファ》新書 **741-1 B**

歯《は》はみがいてはいけない

森《もり》 昭《あきら》

2016年 8 月18日第1刷発行
2016年10月21日第7刷発行

発行者——— **鈴木 哲**
発行所——— **株式会社 講談社**
東京都文京区音羽2-12-21 〒112-8001
電話 編集(03)5395-3522
販売(03)5395-4415
業務(03)5395-3615

カバー写真——— **アフロ**
デザイン——— **鈴木成一デザイン室**
カバー印刷——— **共同印刷株式会社**
印刷——— **慶昌堂印刷株式会社**
製本——— **株式会社若林製本工場**
本文データ制作——— **講談社デジタル製作**
本文図版——— **朝日メディアインターナショナル株式会社**

定価はカバーに表示してあります。

落丁本·乱丁本は購入書店名を明記のうえ、小社業務あてにお送りください。

送料は小社負担にてお取り替えします。

なお、この本の内容についてのお問い合わせは第一事業局企画部「+α新書」あてにお願いいたします。

Printed in Japan
ISBN978-4-06-272958-1